Khalid Krami
Benamara Ahmed
Radouani Mohammed

Infra-estruturas rodoviárias face aos desafios climáticos

Khalid Krami
Benamara Ahmed
Radouani Mohammed

Infra-estruturas rodoviárias face aos desafios climáticos

Avaliação geofísica e ensaios laboratoriais: estudos de caso em Marrocos

ScienciaScripts

Cover image: www.ingimage.com

This book is a translation from the original published under ISBN 978-620-6-71790-4.

Publisher:
Sciencia Scripts
is a trademark of
Dodo Books Indian Ocean Ltd. and OmniScriptum S.R.L publishing group

120 High Road, East Finchley, London, N2 9ED, United Kingdom
Str. Armeneasca 28/1, office 1, Chisinau MD-2012, Republic of Moldova, Europe
Printed at: see last page
ISBN: 978-620-7-95185-7

Infra-estruturas rodoviárias face aos desafios climáticos

Avaliação geofísica e ensaios laboratoriais: estudos de caso em Marrocos

Laboratório:

Laboratório de Mecânica, Mecatrónica e Controlo - L2MC

Escola Nacional Superior de Artes e Ofícios de Meknès.

Nome dos autores :

KRAMI Khalid

BENAMARA Ahmed

RADOUANI Mohammed

PREFÁCIO

A gestão das infra-estruturas rodoviárias é um desafio importante para muitos países, nomeadamente tendo em conta as condições climáticas e o aumento do tráfego. Marrocos, com a sua vasta rede rodoviária, não é exceção. Os pavimentos betuminosos, sujeitos a diversas solicitações mecânicas e ambientais, apresentam sinais de degradação que se repercutem não só na segurança rodoviária, mas também nos custos de manutenção e de reabilitação.

Este livro faz parte de um projeto de investigação que visa melhorar a compreensão dos mecanismos de degradação dos pavimentos betuminosos sob a influência das condições climáticas e do tráfego rodoviário. Combinando uma abordagem geofísica, a tomografia de resistividade eléctrica e ensaios experimentais em laboratório, este trabalho propõe soluções concretas para antecipar e prevenir os danos das misturas betuminosas.

O estudo geofísico de quatro troços rodoviários em Marrocos, antes e durante o inverno, lança uma nova luz sobre a utilização potencial da ERT como ferramenta preventiva. Além disso, a avaliação em laboratório da sensibilidade à água e da resistência à fratura das misturas betuminosas, nomeadamente com a incorporação de cal hidratada, abre perspectivas interessantes para melhorar a durabilidade dos pavimentos.

Este livro é o resultado de vários anos de investigação e de colaboração entre os diferentes actores do sector rodoviário. Esperamos que contribua para enriquecer os conhecimentos técnicos dos profissionais, engenheiros e investigadores, fornecendo ao mesmo tempo recomendações práticas para a gestão das infra-estruturas rodoviárias em Marrocos e noutros países.

Gostaríamos de expressar a nossa gratidão a todas as pessoas e instituições que apoiaram esta investigação. As vossas contribuições foram inestimáveis e ajudaram a fazer avançar a ciência nesta área crucial.

RESUMO

Os pavimentos asfálticos estão sujeitos a diversos factores ambientais, como as variações de temperatura, a pluviosidade e a exposição ao tráfego, podendo desenvolver danos que comprometem a segurança rodoviária e exigem reparações dispendiosas. Para uma melhor compreensão destes mecanismos de deterioração, a primeira parte deste trabalho propõe a utilização da tomografia de resistividade eléctrica para avaliar a resistividade do solo de suporte dos pavimentos rodoviários. Esta análise foi efectuada em quatro troços de estrada, dois na Estrada Regional n.º 707 em Ifrane e dois na Estrada Nacional n.º 13 em Azrou e Timhdit, antes e durante o inverno.

Os resultados deste estudo geofísico serão valiosos para compreender o impacto das condições de inverno nos danos do pavimento e na formação de fissuras na camada de desgaste. A tomografia eléctrica será utilizada para criar imagens 2D da resistividade do solo, comparadas com os dados de fissuração da camada de desgaste de asfalto obtidos no terreno. As imagens revelam uma diminuição da resistividade durante o inverno, atribuível à fissuração do asfalto, à infiltração de água e às caraterísticas do solo. Isto sugere que a ERT pode ser utilizada preventivamente para antecipar danos no asfalto.

Na segunda parte do livro, foram realizadas experiências laboratoriais para avaliar a sensibilidade à água e a resistência à fratura de misturas betuminosas sujeitas a ciclos térmicos. Foram utilizados dois tipos de agregados, com cal hidratada incorporada como aditivo. As amostras foram submetidas a ensaios de resistência à água e de flexão semicircular, ensaio SCB, após terem sido expostas a diferentes ciclos térmicos simulando as condições climáticas de Marrocos.

Os resultados mostraram que as misturas à base de xisto eram mais sensíveis aos ciclos térmicos do que as misturas à base de calcário, mas a adição de cal hidratada melhorou a resistência de ambos os tipos de mistura, especialmente a mistura à base de xisto. O principal objetivo desta investigação é aumentar a durabilidade das estradas marroquinas, reduzindo simultaneamente os custos de manutenção.

ÍNDICE

INTRODUÇÃO

As estradas desempenham um papel indispensável no desenvolvimento económico e social, proporcionando uma conetividade vital para as comunidades e facilitando o comércio. No entanto, os pavimentos betuminosos estão sujeitos a uma multiplicidade de tensões, desde as variações climáticas às pressões do tráfego, expondo os utentes da estrada a riscos potenciais e ameaçando a segurança rodoviária.

Gestão da vasta rede rodoviária marroquina, com cerca de 26 360 km de estradas[1]representa um desafio importante para o Ministério das Obras Públicas, dos Transportes e da Logística. As despesas anuais consideráveis com a conservação, a reabilitação e a manutenção dos pavimentos evidenciam a necessidade urgente de encontrar soluções para melhorar a sua durabilidade, mantendo os custos sob controlo. A exposição contínua dos pavimentos betuminosos às variações climáticas sazonais e às cargas do tráfego rodoviário tem um impacto na sua resistência, reduzindo a sua vida útil e a qualidade da circulação.

Neste contexto, o objetivo deste trabalho é compreender melhor os mecanismos de deterioração dos pavimentos betuminosos, explorando dois aspectos: o impacto das variações climáticas sazonais e do tráfego rodoviário na durabilidade dos pavimentos. Para atingir este objetivo, propomos a utilização de uma abordagem não destrutiva, o método de tomografia eléctrica. Este método permitirá mapear as propriedades eléctricas do solo que suporta os pavimentos, fornecendo assim uma visão detalhada da estrutura do solo e da sua influência no desempenho do pavimento.

Além disso, este trabalho pretende também avaliar a resistência à propagação de fissuras em misturas betuminosas, focando especificamente a influência dos agregados e das condições ambientais, como as tensões térmicas e a humidade. Para o efeito, pretende-se utilizar o método de flexão semi-circular, o ensaio SCB, em amostras entalhadas no modo I. Esta abordagem experimental permitir-nos-á analisar a resistência de diferentes misturas betuminosas às solicitações mecânicas e ambientais, tendo particularmente em conta a adição de cal hidratada como aditivo, que pode potencialmente melhorar a resistência e a durabilidade dos revestimentos.

A integração destes dois objectivos de investigação permite uma melhor compreensão dos factores que influenciam a durabilidade dos pavimentos betuminosos, podendo contribuir para a otimização das práticas de construção e manutenção rodoviária, permitindo uma utilização mais eficiente dos recursos financeiros e a promoção de infra-estruturas rodoviárias mais duráveis e resistentes. Este trabalho de investigação responde às preocupações actuais dos gestores do sector, que procuram melhorar a qualidade e a longevidade dos pavimentos, garantindo simultaneamente a segurança e a fluidez da rede rodoviária marroquina.

I. Materiais utilizados nas misturas betuminosas :

I.1 Informações gerais sobre o asfalto :

I.1.1 Definição:

As misturas betuminosas são materiais compostos principalmente por agregados (como cascalho, areia ou agregado) e betume. O betume é uma substância viscosa, à base de hidrocarbonetos, que actua como aglutinante, ou seja, une os agregados para formar uma massa sólida e coesa.

Estas misturas betuminosas são muito utilizadas na construção de estradas, parques de estacionamento, pistas de aeroportos e outras infra-estruturas de transporte. Oferecem uma superfície lisa e devem ser duráveis e resistentes às tensões do tráfego rodoviário e às condições climatéricas variáveis.

As misturas asfálticas podem ser classificadas em diferentes categorias, de acordo com a sua composição, gradação e propriedades, e podem ser utilizadas para diferentes aplicações, dependendo dos requisitos específicos do projeto de construção.

I.1.2 Betume:

O betume é um subproduto da refinação do petróleo bruto. O processo de fabrico do betume compreende geralmente duas fases distintas: a destilação atmosférica do petróleo bruto, que produz inicialmente um petróleo bruto residual da primeira torre de refinação, seguida de uma destilação sob pressão reduzida, também designada por destilação sob vácuo. Esta última fase recupera o betume do fundo da segunda torre de refinação. Estes betumes são então submetidos a diversos tratamentos, tais como a desasfaltamento, a oxidação e a mistura, para produzir betumes com caraterísticas diversas. Os betumes obtidos diretamente por destilação são geralmente designados por "bases" (bases duras e bases moles) e são utilizados como matérias-primas para o fabrico de betumes intermédios por mistura. Entre a gama de betumes frequentemente utilizados na construção rodoviária, destacam-se os seguintes [2]:

- ✓ Betumes puros
- ✓ Betume de qualidade dura
- ✓ Betume modificado com polímeros
- ✓ Betume multigraduado

As duas caraterísticas essenciais utilizadas na engenharia rodoviária para diferenciar o betume são :

- ❖ O ensaio de penetrabilidade do betume a 25°C é um método utilizado para avaliar a consistência do betume a uma determinada temperatura. Durante este ensaio, uma agulha normalizada de dimensões e peso precisos é introduzida verticalmente numa amostra de betume aquecida a 25°C. A penetração é medida em milímetros após um determinado período de tempo e com uma determinada carga.
  Mais precisamente, medimos a profundidade a que a agulha padrão penetra verticalmente no betume durante 5 segundos sob uma carga padrão de 100 gramas, de acordo com a norma NM EN 1426[3]. Esta medição dá uma indicação da dureza ou consistência do betume a esta temperatura. O valor da penetrabilidade pode ser usado para classificar diferentes tipos de betume de acordo com a sua consistência a 25°C, o que é importante na conceção e formulação de misturas betuminosas para várias aplicações rodoviárias.

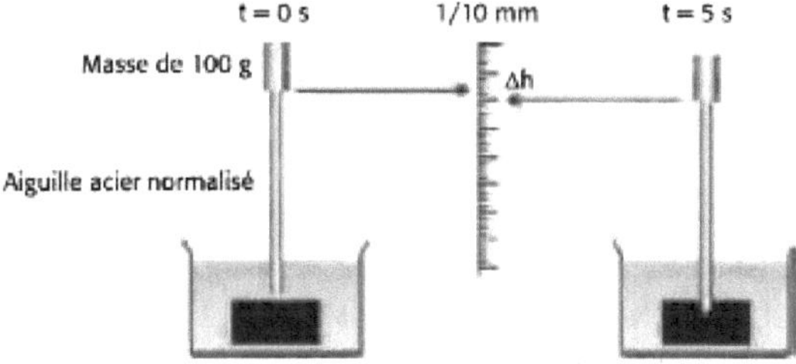

Figura 1Diagrama esquemático do ensaio de penetrabilidade.

- O ensaio do ponto de amolecimento com anel de bola consiste em medir a temperatura à qual o betume passa do seu estado viscoso a 5°C para um estado mais fluido. Para valores de ponto de amolecimento inferiores a 80°C, o ensaio é efectuado num banho de água e para valores superiores a 80°C, o ensaio é efectuado num banho de glicerina. Este ensaio é abrangido pela norma NM EN 1427[4].
  Este ensaio é importante no sector rodoviário, uma vez que fornece uma indicação da temperatura a que o betume se torna suficientemente mole para perder a sua integridade estrutural, o que pode ter um impacto no desempenho dos pavimentos betuminosos em diferentes condições de temperatura.[2].

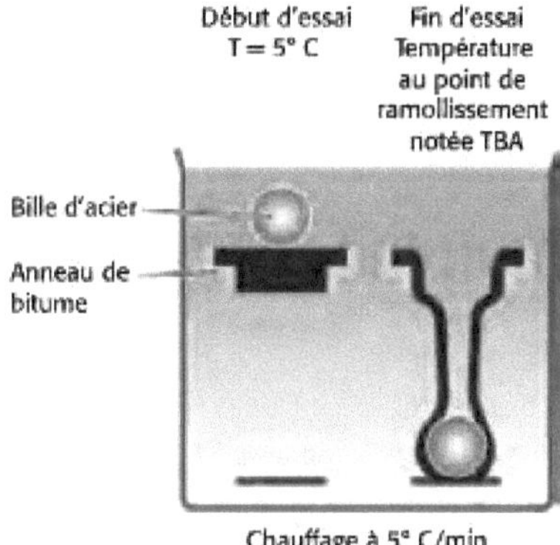

Figura 2Diagrama esquemático do ensaio de temperatura com anel esférico.

I.1.3 Agregados :

Os agregados referem-se a uma variedade de materiais como a areia, as aparas ou a pedra britada, com dimensões que variam entre 0 e 80 mm. Estes materiais granulares representam cerca de 95% da massa total da mistura betuminosa (perfazendo 80 a 85% do volume).

A granularidade de uma mistura de agregados é definida pelo tamanho dos seus componentes, o que é crucial para a sua classificação. A classe granular é determinada pela quantificação da dimensão do grão mais pequeno (d) e do grão maior (D) da mistura.

O guia marroquino do asfalto misturado a quente [5] define a classe granular da seguinte forma:

- Um agregado é classificado como do tipo d/D se satisfizer as seguintes especificações:
  - Quando o rácio D/d é maior ou igual a 2 :
    - ✓ A rejeição na abertura do peneiro D é inferior a 10%,
    - ✓ A passagem no peneiro de abertura d é inferior a 10%,
    - ✓ A passagem no peneiro d/2 é inferior a 3%.
  - Quando o rácio D/d é inferior a 2 :
    - ✓ A rejeição na abertura do peneiro D é inferior a 15%,
    - ✓ A passagem pelo peneiro de abertura d é inferior a 15%,
    - ✓ A passagem no peneiro d/2 é inferior a 3%.
- Para a areia 0/D, é adoptada a mesma definição para a dimensão D, com uma rejeição inferior a 10%.

Estes critérios aplicam-se, salvo indicação em contrário no Cahier des Prescriptions Communes ou no Cahier des Prescriptions Spéciales.

II. Impacto de diferentes tipos de tensão na deterioração da estrutura do pavimento :

A mistura betuminosa deve satisfazer os requisitos das aplicações rodoviárias, onde está integrada na estrutura do pavimento, ver figura 3. Esta estrutura compreende: (i) a camada de base, que suporta e transfere as cargas dos veículos diretamente para o solo subjacente, (ii) a camada de desgaste, em contacto direto com o tráfego e exposta a condições ambientais como a chuva, a neve, a exposição aos raios UV e ao calor, bem como a utilização de agentes de degelo rodoviário durante os períodos de inverno. O corpo do pavimento protege a sub-base contra as variações climáticas. Nesta configuração, a estrutura do pavimento está sujeita a uma combinação complexa de tensões mecânicas, térmicas e físico-químicas. Todas estas tensões externas acabam por degradar as misturas betuminosas.

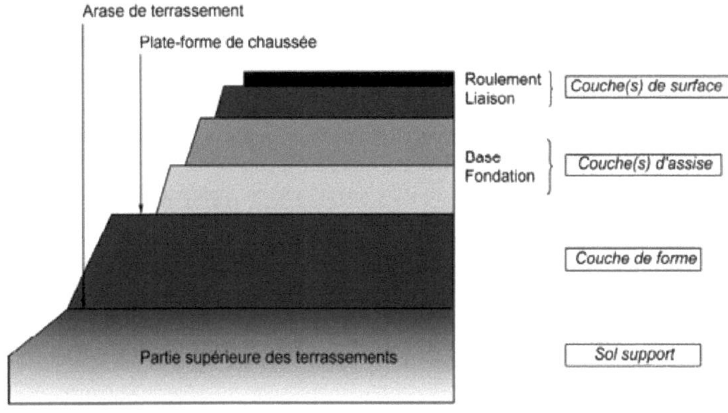

Figura 3Representação esquemática de uma estrutura de pavimento[6]

II.1 Tensões mecânicas :

As várias camadas do pavimento estão sujeitas a tensões de compressão e de tração devido à passagem do tráfego (ver figura 4). As cargas repetidas do tráfego podem levar à formação de micro-fissuras, que progridem gradualmente e provocam o desenvolvimento de fissuras através do material e depois através das várias camadas do pavimento. Em particular, as fissuras na superfície do pavimento favorecem a infiltração de água. Esta infiltração pode levar a uma redução da capacidade de suporte do solo, ao descolamento das camadas e, assim, acelerar a degradação dos materiais[7].

O carregamento repetido do pavimento também leva a deformações permanentes, que podem causar sulcos na superfície da estrada. Estes sulcos podem resultar tanto da deformação das camadas de asfalto betuminoso como de qualquer assentamento diferencial das camadas não ligadas abaixo.

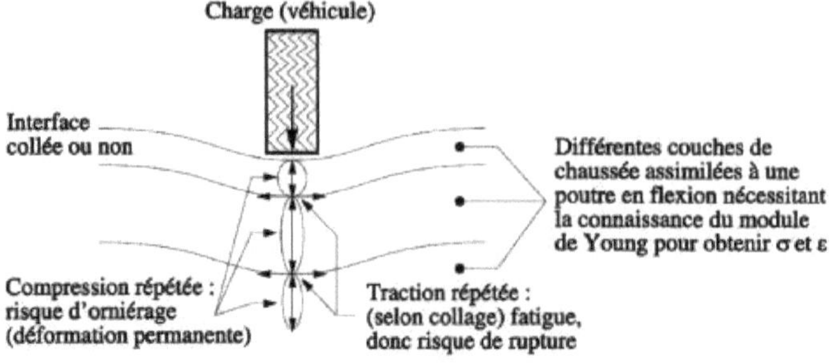

Figura 4Diagrama das tensões induzidas pelo tráfego[7]

II.2 Stress térmico :

O asfalto expande-se quando exposto a temperaturas elevadas e contrai-se quando está mais frio. Por conseguinte, as camadas betuminosas são particularmente sensíveis aos efeitos combinados do tráfego e das variações de temperatura. A temperaturas mais elevadas, o asfalto torna-se relativamente flexível e o risco de formação de sulcos aumenta sob o impacto das cargas repetidas dos veículos. Por outro lado, a temperaturas mais baixas, o asfalto torna-se frágil e o risco de fissuração térmica aumenta.

Em resumo, foram observados três efeitos principais relacionados com a temperatura no comportamento da mistura asfáltica: (i) envelhecimento do material a temperaturas elevadas, (ii) alteração da rigidez (módulo de elasticidade complexo) e (iii) geração de tensões e deformações no interior do material devido a variações de temperatura que resultam em expansão e contração térmicas.

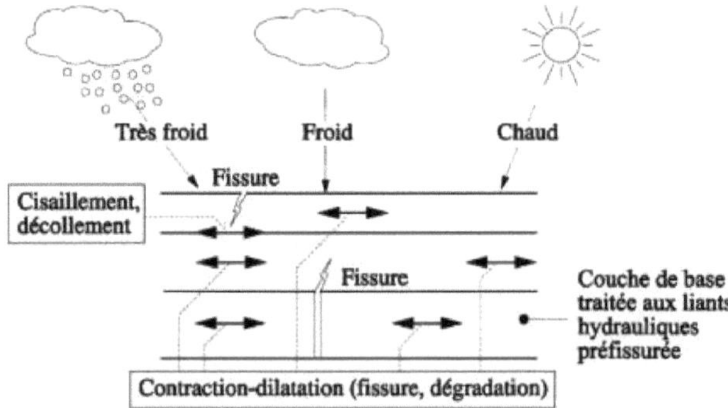

Figura 5Diagrama das tensões induzidas pela temperatura nas estruturas rodoviárias[7]

II.3 Solicitação de água :

Os danos causados pela água são uma das causas mais comuns de deterioração das camadas superficiais do pavimento, conforme ilustrado na figura 6. Existem várias vias pelas quais a água pode entrar no pavimento. Uma das vias possíveis é a infiltração através da camada superficial, que pode ocorrer através de microfissuras, juntas, porosidade do material, etc., alimentada por precipitação como a chuva, a neve ou o granizo.

Após cada chuva, o material é exposto à água, que se infiltra na interface ligante/agregado, enfraquecendo o asfalto e reduzindo a sua resistência mecânica. A presença da água também acelera os danos causados pelo tráfego. Vários mecanismos físico-químicos estão ligados ao efeito da água, incluindo a perda de adesão e coesão, a pressão dos poros e a lavagem da água.

A perda de aderência entre o ligante e o agregado ocorre progressivamente com a introdução de água, levando ao destacamento e deslocação do ligante. Simultaneamente, a perda de coesão da mistura betuminosa deve-se à redução da rigidez do material provocada pela penetração da água e à modificação da reologia do ligante, conforme ilustrado na figura 7.

Além disso, o calor favorece a penetração da água no asfalto, amolecendo o material. A pressão hidráulica, combinada com a densificação causada pelo tráfego, também acelera a difusão da água na fase porosa da mistura asfáltica.

Além disso, a água residual retida no pavimento vários meses após a precipitação pode causar pressão de vapor durante os meses de verão. Quando esta água residual congela durante os períodos frios, aumenta de volume, causando inchaço e fissuras locais nas zonas menos compactas e mais frágeis do material.

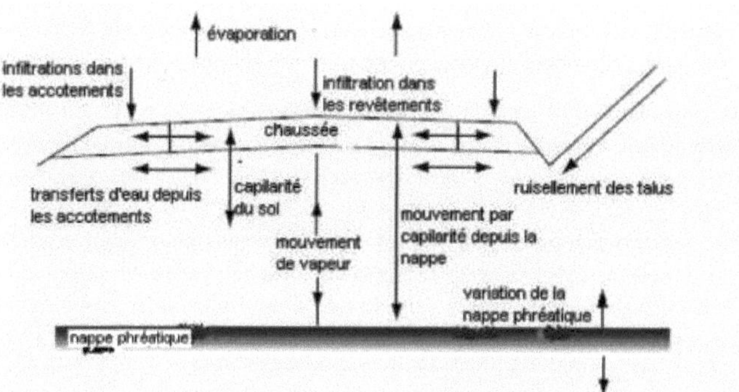

Figura 6Circulação da água no leito da estrada e na faixa de rodagem

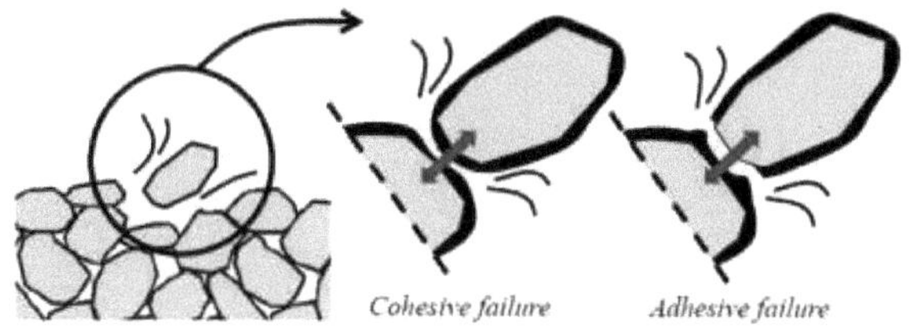

Figura 7Descolamento do asfalto devido à perda de aderência e coesão dos componentes

II.4 Stress químico :

Em algumas regiões com condições invernais rigorosas, a utilização de descongeladores de estradas é essencial para garantir a viabilidade das estradas. Estes produtos químicos reduzem o ponto de congelação da água, facilitando a fusão da neve ou do gelo, mesmo a temperaturas negativas. O cloreto de sódio (NaCl) é amplamente utilizado, representando cerca de 99% da tonelagem espalhada.

Durante as estações de inverno intensas, os gestores rodoviários têm de utilizar grandes quantidades de sal para manter condições de tráfego aceitáveis para os utilizadores. A utilização de sal nas estradas é regulada por normas específicas que definem as suas caraterísticas como base rodoviária.

Para além do cloreto de sódio, são também utilizados outros fundentes, como o cloreto de cálcio (CaCl2) e o cloreto de magnésio (MgCl2). Estas substâncias impedem a formação de gelo a temperaturas ainda mais baixas do que as alcançadas com o sal.

No entanto, a aplicação destes produtos de fusão do gelo na superfície da estrada não só provoca a fusão do gelo, como também leva a choques térmicos e a pressão osmótica. Estes efeitos exigem uma gestão cuidadosa para minimizar os danos potenciais nas estradas e no ambiente.

Em Marrocos, as autoridades rodoviárias das zonas de clima frio com forte queda de neve também utilizam pozolana. Este material vulcânico poroso oferece uma alternativa aos descongelantes químicos tradicionais para limpar a neve e o gelo das estradas. As suas propriedades absorventes permitem-lhe absorver a água da superfície, ajudando a reduzir a formação de gelo nas estradas através da eliminação da humidade.

Para além da sua ação absorvente, a pozolana pode também melhorar a tração dos veículos quando espalhada em estradas cobertas de neve ou de gelo. Esta melhoria da tração reduz o risco de acidentes, proporcionando uma melhor aderência aos pneus dos veículos.

Uma vantagem adicional da pozolana é a sua natureza amiga do ambiente. Ao contrário dos derretedores de gelo químicos, como o sal, a pozolana é de origem natural e não contém produtos químicos nocivos, o que a torna uma opção mais ecológica para a desobstrução de estradas.

No entanto, é importante notar que a eficácia dos pozolanos pode variar em função das condições climatéricas e da temperatura. Nalgumas situações, podem ser menos eficazes do que os derretedores de gelo químicos para derreter a neve ou o gelo. A sua utilidade nas operações de remoção de neve em Marrocos dependerá das condições climatéricas locais e da disponibilidade do material. Seria necessária uma avaliação exaustiva da sua eficácia nestas condições específicas para determinar a sua utilidade real nas operações de remoção de neve no país.

III. O clima de Marrocos :

III.1 Breve descrição do clima de Marrocos

O clima de Marrocos é muito diversificado devido à geografia variada do país, que inclui costas no Oceano Atlântico e no Mar Mediterrâneo, montanhas, planícies e desertos. Globalmente, o clima de Marrocos pode ser descrito como mediterrânico na costa, semi-árido no interior e desértico no sul, como ilustrado na figura 8. Segue-se uma breve descrição de cada região climática:

- Costa atlântica e mediterrânica :

Nas costas atlântica e mediterrânica, o clima é mediterrânico, com verões quentes e secos e invernos suaves e húmidos. As temperaturas de verão variam geralmente entre 25°C e 35°C, enquanto as temperaturas de inverno permanecem amenas, geralmente entre 10°C e 20°C. A precipitação é mais abundante durante os meses de inverno, mas é geralmente moderada, situando-se geralmente entre 300 e 500 mm por ano, como mostra a Figura 9.

- Regiões de montanha :

As montanhas do Rif, do Atlas e do Anti-Atlas têm um clima de montanha, com temperaturas que descem à medida que a altitude aumenta. No inverno, os picos podem estar cobertos de neve. A precipitação é geralmente mais elevada nas regiões montanhosas, com variações em função da altitude e da exposição, variando a precipitação anual entre 500 e 1000 mm, como ilustrado na figura 9.

- Planície interior :

A planície interior de Marrocos tem um clima semi-árido a árido. Os Verões são quentes, com temperaturas que podem ultrapassar os 40°C, enquanto os Invernos são geralmente amenos, mas podem ser frescos, com temperaturas que por vezes descem abaixo dos 0°C durante a noite. A precipitação é escassa nesta região, sendo a precipitação anual relativamente baixa, variando entre 200 e 400 mm, como ilustrado na figura 9.

- Deserto do Sara:

No sul de Marrocos, o clima torna-se desértico. As temperaturas podem ser extremas, ultrapassando frequentemente os 45°C durante o dia e descendo consideravelmente durante a noite. A precipitação é muito escassa e a água é um recurso precioso nesta região. As tempestades de areia podem ser frequentes, sobretudo nos meses mais quentes.

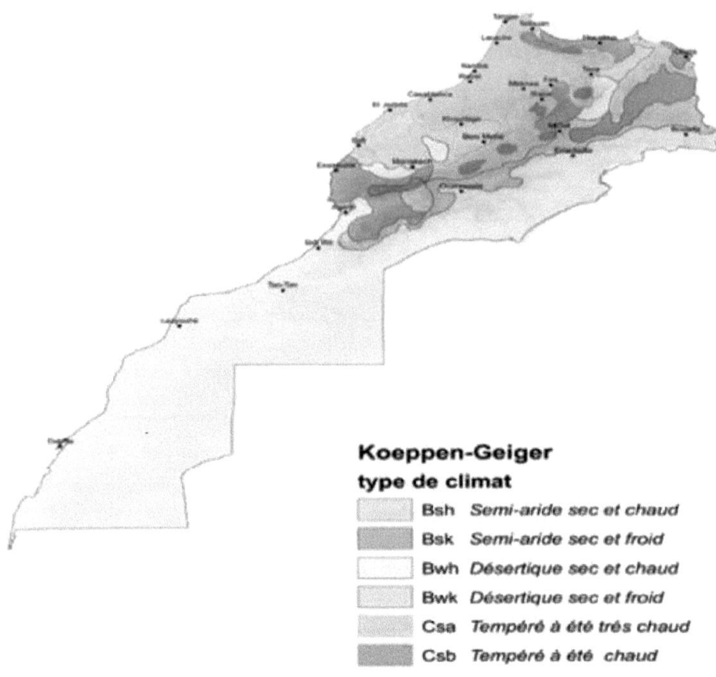

Figura 8Clima de Marrocos de acordo com o índice Koeppen-Geiger (1981-2010) [8]

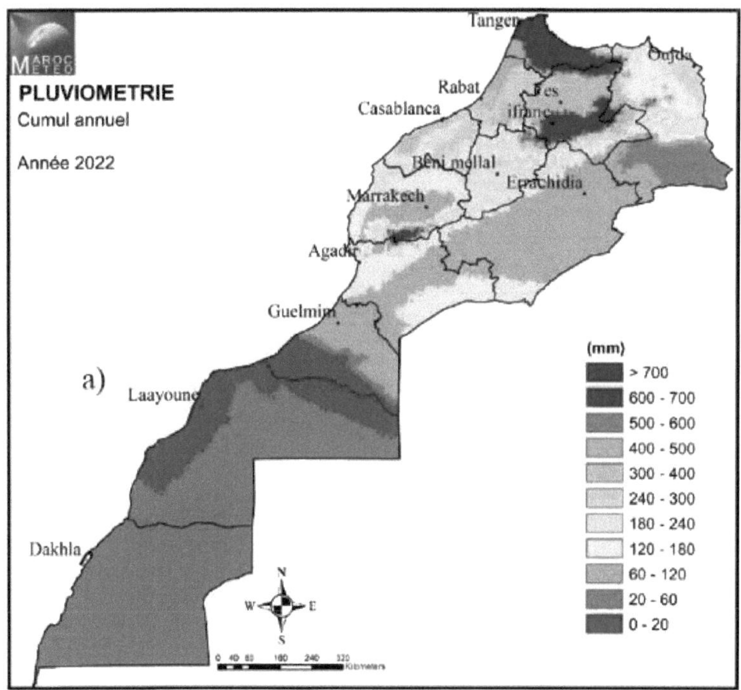

Figura 9Mapa da precipitação média anual em Marrocos[8]

III.2 Temperatura mínima em Marrocos:

Vários estudos tentaram descrever o clima de Marrocos, tanto para o país no seu conjunto como para zonas específicas. Por exemplo, em Midelt, uma cidade no sudeste de Marrocos, as temperaturas mínimas absolutas mensais podem ser negativas, variando entre -0,9 e -13,4°C em janeiro e entre -0,8 e -13,5°C em dezembro[9]. Em média, as temperaturas mínimas absolutas mensais atingem -4,7 e -3,6°C, respetivamente, nestes dois meses, e cerca de 80% das observações efectuadas ao longo de vários anos indicam uma temperatura mínima absoluta entre -2 e -5°C[9].

A Diretion de la Météorologie Nationale fornece também uma descrição geral do clima marroquino, com dados históricos sobre a temperatura média em certas cidades marroquinas, revelando que a cidade mais fria de Marrocos é Ifrane, com uma temperatura mínima diária média de -1°C durante um período de 30 anos. Seguem-se Errachidia, Ouarzazate e Bouarfa, com uma média de 1°C durante os meses mais frios do ano (dezembro e janeiro) [10].

Um estudo recente efectuado por Lagrini et al.[11] foi efectuado com o objetivo de estabelecer um mapa de geadas para Marrocos. Este estudo baseia-se na utilização de dados meteorológicos nacionais durante um período de 30 anos, com a aplicação da seguinte classificação:

- ✓ Geada moderada: refere-se a mais de dez dias com temperaturas de -2°C ou menos.

- ✓ Sem geada: significa que não há mais de dois dias com temperaturas iguais ou inferiores a 0°C.
- ✓ Geada fraca: uma categoria que inclui níveis de geada que vão de fraca a severa.

Os resultados deste estudo, apresentados na figura 10mostram que as estações meteorológicas para as quais existem dados disponíveis são classificadas da seguinte forma:

- ✓ Geada moderada: observada em Ifrane e Midelt.
- ✓ Geada ligeira: observada em Béni Mellal, Bouarfa, Meknès, Oujda e Ouarzazate.
- ✓ Sem geadas: registadas em Tânger-Aéro, Larache, Rabat-Salé, Casa-Anfa, Al Hoceima, Nouasseur, Safi, Khouribga, Marraquexe, Essaouira, Agadir-Massira, Sidi Ifni, Tan-Tan, Laâyoune e Dakhla.

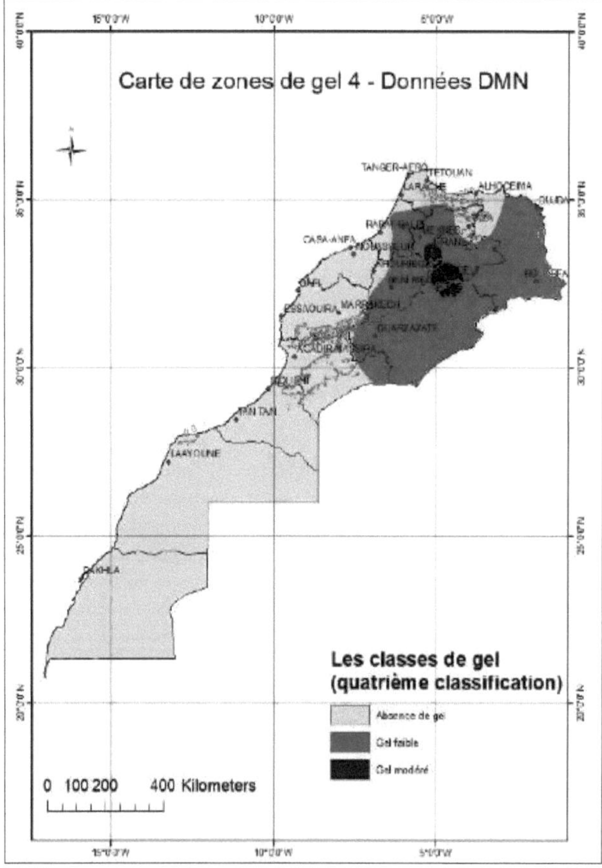

Figura 10Mapa de geada de Marrocos de acordo com a quarta classificação - dados DMN 1984-2014[11]

O mesmo estudo produziu ainda outros mapas de distribuição espacial com base na média de 30 anos (1984-2014) do número de dias por ano em que a temperatura mínima diária é inferior a -2°C e 0°C. Estes mapas foram elaborados com base em dados da Direção Nacional de Meteorologia (DMN) de 26 estações meteorológicas, conforme ilustrado nas figuras seguintes:

Na figura 11a média de 30 anos do número de dias por ano em que a temperatura mínima diária é inferior a -2°C varia de 0 a 34. Os valores mais elevados são registados em Ifrane, com uma média superior a 30 dias por ano, seguido de Midelt, com uma média superior a 10 dias por ano. O resto do país regista valores tendentes a 0 para este indicador.

Quanto à figura 12mostra a distribuição espacial do número médio de dias por ano em que a temperatura mínima diária é inferior a 0°C. Esta média varia entre 0 e 66, indicando a existência de zonas em Marrocos onde a geada persiste durante mais de dois meses por ano, em média. Os valores mais elevados são registados em Ifrane, seguido de Béni Mellal, Bouarfa, Midelt e Ouarzazate. No norte, oeste e sul do país, o número de dias por ano em que a temperatura mínima é negativa tende para 0, o que indica que não há risco de geada nessas zonas.

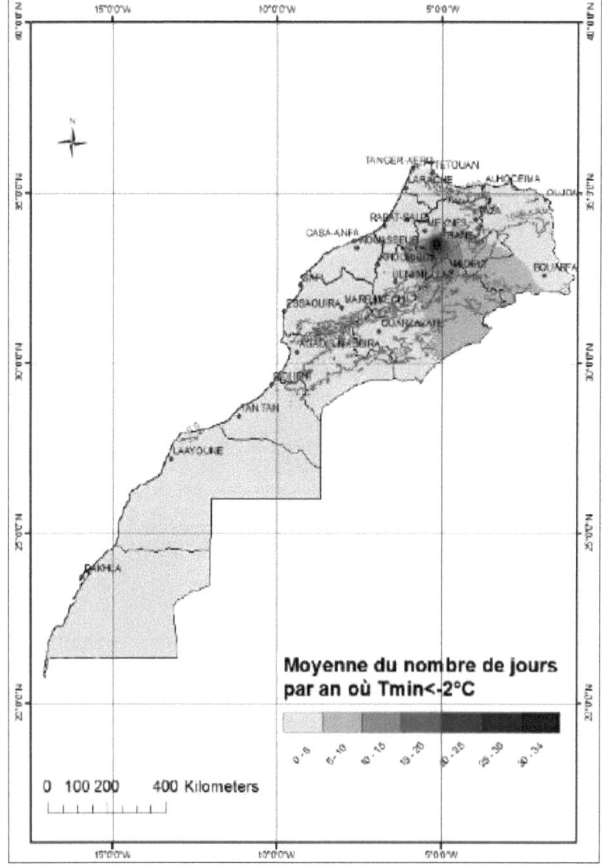

Figura 11Média anual ao longo de 30 anos do número de dias por ano com temperaturas mínimas diárias inferiores a -2°C em Marrocos - dados DMN 1984-2014[11]

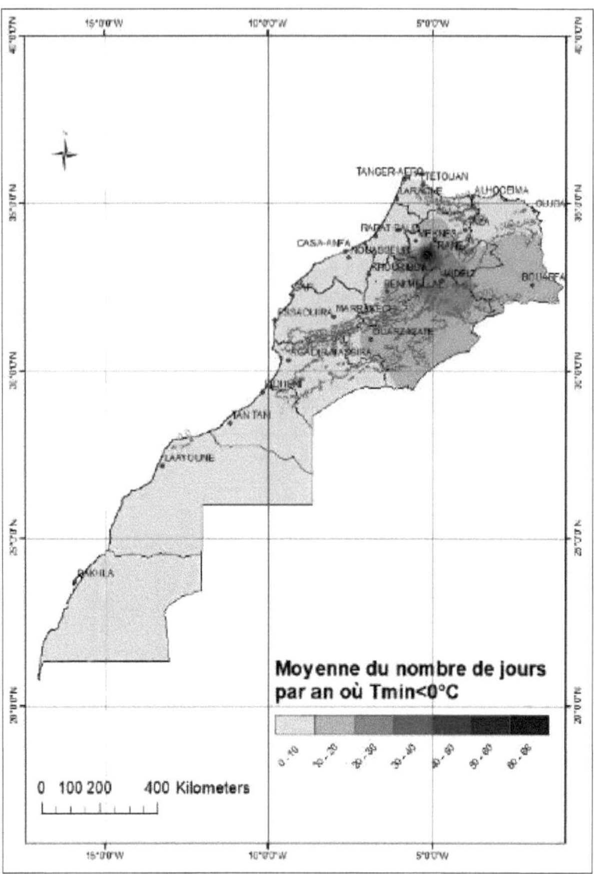

Figura 12Média anual ao longo de 30 anos do número de dias por ano com temperaturas mínimas diárias inferiores a -2°C em Marrocos - dados DMN 1984-2014[11]

III.3 Temperatura máxima em Marrocos :

Foram efectuados vários estudos para descrever o clima de Marrocos, quer para o conjunto do país quer para zonas específicas. Por exemplo, de acordo com um estudo efectuado por Ionesco e colegas [12]as temperaturas máximas médias no mês mais quente, geralmente julho, excedem os 30°C em todo o país, com exceção da costa atlântica e das regiões de alta montanha.

Rhanem [9] observou que, na cidade de Midelt, julho e agosto de 1988 registaram as temperaturas máximas diárias médias mais elevadas, com 32,6°C e 32,1°C, respetivamente. Os valores registados todos os anos variam entre 30,3°C e 34,2°C para julho e entre 30,4°C e 34,2°C para agosto. Durante o dia, as temperaturas atingem frequentemente 35 a 36°C em julho, enquanto que em agosto a amplitude é maior, variando entre menos de 34°C e mais de

37°C. Ele também observou que o número de dias com temperaturas acima de 30°C varia de 36 a 87 por ano, com uma média de 67,6. As temperaturas acima de 30°C podem ser observadas de maio a setembro, com uma frequência particularmente elevada em julho e agosto, quando as temperaturas máximas diárias raramente descem abaixo deste valor.

De acordo com os dados meteorológicos históricos disponíveis no sítio Web da Direção Nacional de Meteorologia, as cidades mais quentes de Marrocos são Beni Mellal, Bouarfa, Kasba Tadla, Marraquexe, Ouarzazate e Errachidia, com uma temperatura máxima diária entre 35°C e 39°C, calculada sobre uma média anual de mais de 30 anos. [10].

Um estudo recente efectuado por Lagrini et al.[11] foi efectuado para cartografar as temperaturas máximas em Marrocos. Este estudo baseia-se na utilização de dados meteorológicos nacionais durante um período de 30 anos, com a aplicação da seguinte classificação:

- ✓ Temperatura máxima elevada: Mais de 10 dias por ano com uma temperatura máxima diária superior a 38°C
- ✓ Temperatura máxima baixa: Menos de 2 dias por ano com uma temperatura máxima diária superior a 35°C
- ✓ Temperatura máxima moderada: Entre os dois

Os resultados deste estudo, apresentados na figura 13mostram que as estações meteorológicas para as quais existem dados disponíveis são classificadas da seguinte forma:

- ✓ Temperatura máxima elevada: Béni Mellal, Bouarfa, Khouribga, Marraquexe, Meknes, Ouarzazate, Sale, Taza.
- ✓ Temperatura máxima moderada: Tanger Aero, Tétouan, Oujda, Larache, Rabat, Casa-Anfa, Nouasseur, Safi, Agadir Massira, Sidi Ifni, Tan-Tan, Lâayoune
- ✓ Temperatura máxima baixa: Al Hoceima, Dakhla, Essaouira, Ifrane, Midelt.

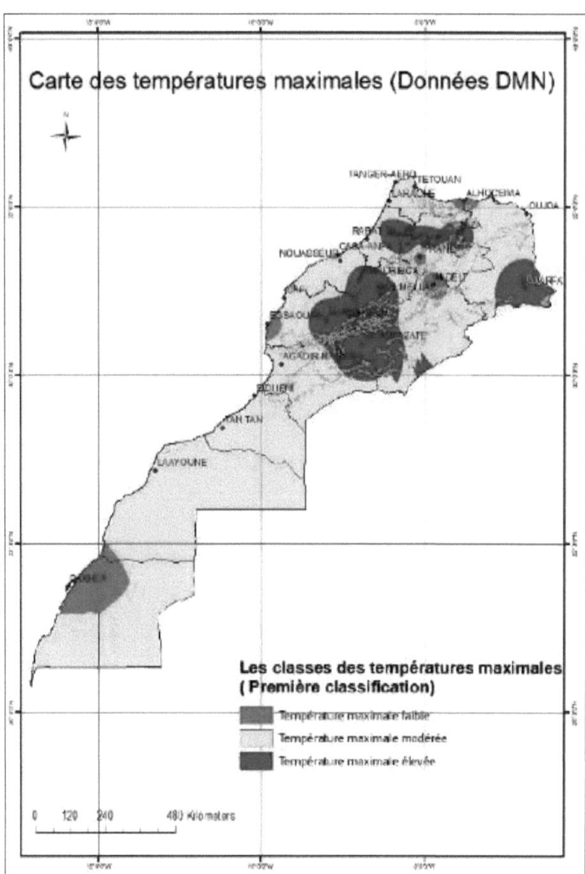

Figura 13Mapa das temperaturas máximas em Marrocos de acordo com a primeira classificação - dados DMN 1984-2014[11]

Para além disso, o mesmo estudo gerou também outros mapas de distribuição espacial, com base na média de 30 anos (1984-2014), do número de dias por ano em que a temperatura máxima diária ultrapassa os 38°C e os 35°C. Estes mapas foram elaborados com base em dados da Direção Nacional de Meteorologia (DMN) de 26 estações meteorológicas, conforme ilustrado nas figuras seguintes:

A figura 14 mostra que a média de 30 anos do número de dias por ano em que a temperatura máxima diária ultrapassa os 38°C varia entre 0 e 35 dias. Os valores mais elevados são registados em Béni Mellal, Marraquexe e Ouarzazate, com uma média de 30 a 35 dias por ano, seguidos de Bouarfa e Taza, com uma média de 25 a 30 dias. A figura mostra igualmente que Rabat Salé regista uma média de 15 a 20 dias por ano em que a temperatura máxima ultrapassa os 38°C.

Quanto à figura 15mostra que a maioria das zonas de Marrocos se caracteriza por um número médio de dias por ano em que a temperatura máxima ultrapassa os 35°C, variando entre 20 e

50 dias. No entanto, observam-se valores mais elevados nas províncias de Ouarzazate, Marraquexe, Béni Mellal e Bouarfa. Por outro lado, algumas zonas, principalmente no litoral, como Tétouan, Tânger, Essaouira, Tan-Tan e Dakhla, registam uma média muito baixa, entre 0 e 10 dias por ano.

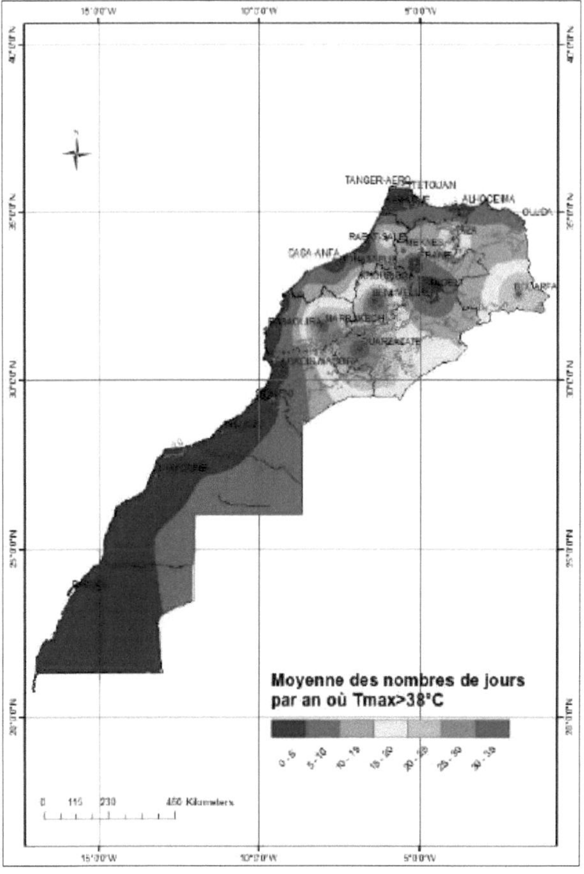

Figura 14Média anual ao longo de 30 anos do número de dias por ano com temperaturas máximas diárias superiores a 38°C em Marrocos - dados DMN 1984-2014[11]

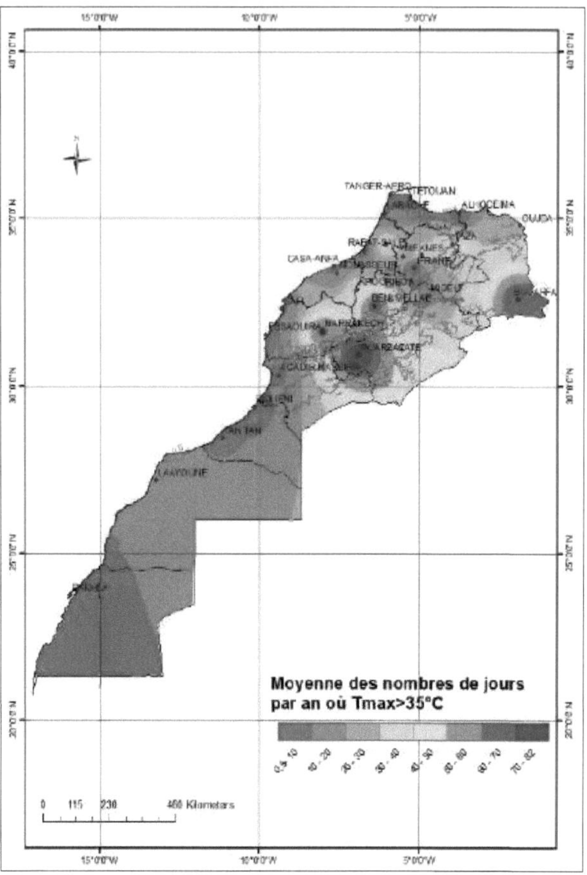

Figura 15Média anual ao longo de 30 anos do número de dias por ano com temperaturas máximas diárias superiores a 35°C em Marrocos - dados DMN 1984-2014[11]

III.4 Gradiente térmico em Marrocos :

III.4.1 Gradiente térmico de acordo com os dados do DMN :

Os dados meteorológicos históricos revelam que as cidades com maior amplitude térmica em Marrocos são : Ouarzazate, Beni Mellal, Marraquexe e Kasbat Tadla, com uma média que varia entre 18°C e 20°C ao longo do ano, enquanto Bouarfa, Fes-Sais, Ifrane, Khouribga, Errachidia, Sidi Slimane e Taza vêm logo a seguir, com médias entre 15 e 18°C. [10]. Estes valores representam médias, o que implica que as variações diárias de temperatura podem ser muito maiores nalguns casos, especialmente em zonas afastadas dos centros urbanos e das cadeias montanhosas.

Um estudo recente efectuado por Lagrini et al.[11] foi efectuado com o objetivo de cartografar o gradiente térmico de Marrocos. Este estudo baseia-se na utilização de dados meteorológicos nacionais durante um período de 30 anos, com a aplicação da seguinte classificação:

- ✓ Elevado gradiente térmico: gradiente térmico diário superior a 20°C durante pelo menos 10 dias por ano
- ✓ Gradiente térmico baixo: Gradiente térmico diário superior a 15°C durante 2 dias ou menos
- ✓ Gradiente térmico moderado: Entre as duas categorias.

Os resultados deste estudo, apresentados na figura 16mostram que as estações meteorológicas para as quais existem dados disponíveis são classificadas da seguinte forma:

- ✓ Elevado gradiente térmico: Béni Mellal, Meknes, Nouasseur, Oujda e Rabat-Salé.
- ✓ Baixo gradiente térmico: Essaouira.
- ✓ Gradiente térmico moderado: Todo o resto do Reino.

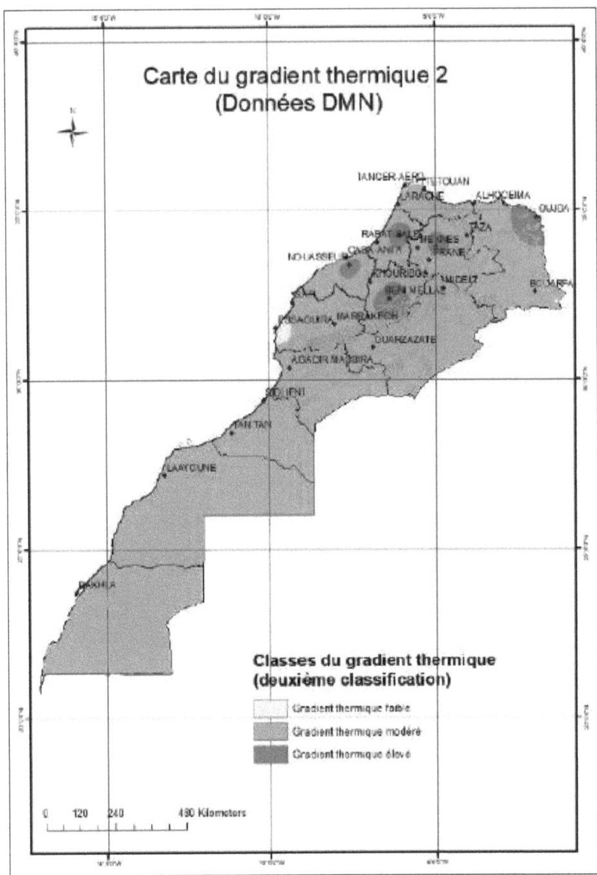

Figura 16Mapa do gradiente térmico de Marrocos de acordo com a primeira classificação - dados DMN 1984-2014. [11]

Além disso, o mesmo estudo também gerou outro mapa de distribuição espacial, com base na média de 30 anos (1984-2014), a distribuição do número de dias por ano em que o gradiente térmico diário é superior a 20°C. Este mapa foi elaborado com base nos dados da Diretion de la Météorologie Nationale (DMN) de 26 estações meteorológicas, como ilustrado na figura 17.

A figura 17 ilustra a distribuição espacial do número de dias por ano em que o gradiente diário de temperatura ultrapassa os 20°C. Neste contexto, as médias apresentam valores significativos, variando entre 0 e 62 dias. As temperaturas mais elevadas encontram-se perto da estação meteorológica de Beni Mellal, seguida de Ouarzazate, Marraquexe, Rabat-Salé, Ifrane e Oujda.

Os resultados mostram que, para as regiões do sul do país, o número médio de dias em que o gradiente de temperatura ultrapassa os 20°C é muito baixo, variando entre 0 e 10 dias. No entanto, sabemos que estas regiões são caracterizadas por um clima muito quente durante o dia e muito frio durante a noite, uma variação que não se reflecte no mapa obtido. Esta falta de representação deve-se ao facto de as estações meteorológicas disponíveis no sul de Marrocos estarem todas localizadas ao longo da costa, o que torna o seu clima significativamente diferente do das zonas mais afastadas da costa.

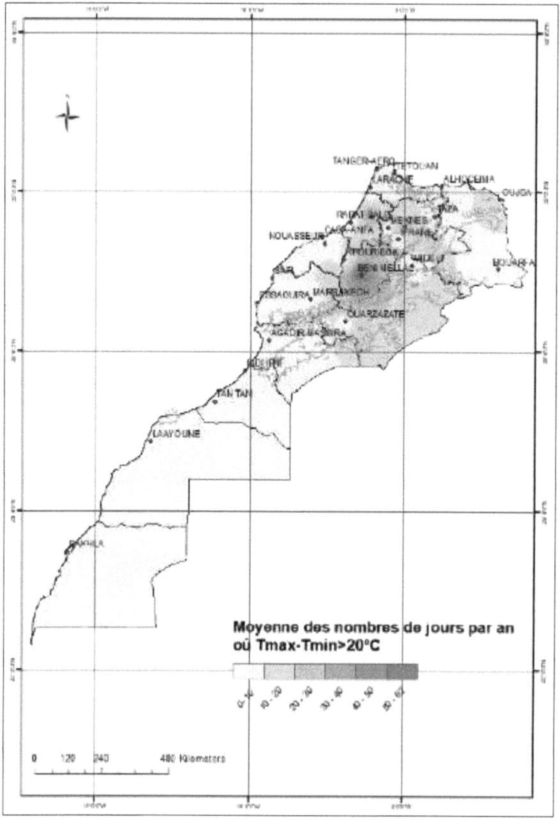

Figura 17Média anual ao longo de 30 anos do número de dias por ano em que o gradiente térmico diário é superior a 20°C em Marrocos - dados DMN 1984-2014[11]

III.4.2 Gradiente térmico de acordo com os dados do CFSR :

Um estudo recente efectuado por Lagrini et al.[11] foi efectuado com o objetivo de cartografar o gradiente térmico de Marrocos. Este estudo baseia-se na utilização de dados baseados na reanálise do sistema de previsão climática (CFSR), completados durante um período de 36 anos, de 1979 a 2014, com a aplicação da seguinte classificação:

- ✓ Elevado gradiente térmico: gradiente térmico diário superior a 25°C durante pelo menos 10 dias por ano
- ✓ Gradiente térmico baixo: Gradiente térmico diário superior a 20°C durante 2 dias ou menos
- ✓ Gradiente térmico moderado: Entre as duas categorias.

Os resultados deste estudo, apresentados na figura 18mostram que, utilizando médias de trinta anos de temperaturas máximas e mínimas para 927 pontos da base de dados do CFSR, encontramos o seguinte:

- ✓ Elevado gradiente térmico: Zonas situadas nas províncias de Azilal, Béni Mellal, Midelt, Figuig, Rhamna, Youssoufia, Assa Zag, Tan-Tan, Tarfaya, Laâyoune, Es-Semara, Oued Ed Dahab e Aouesserd.
- ✓ Baixo gradiente térmico: Errachidia, Zagora, Tata, Tiznit, Sidi Ifni, Chtouka Ait Baha, Agadir Ida-Outanane, Sidi Bennour, Safi, Salé, El Hajeb , Khémissat, Ifrane, Boulemane, Kenitra, Larache, Tétouan, Tanger-Assilah, Fahs Anjra.
- ✓ Gradiente térmico moderado: O resto do país representa mais de 50% da superfície do Reino.

Este mapa dá uma caraterização mais exacta do gradiente térmico, especialmente para as áreas do sul, dada a boa distribuição de pontos onde os dados estão disponíveis. Este mapa é, portanto, considerado como o mapa de gradiente térmico produzido usando dados CFSR.

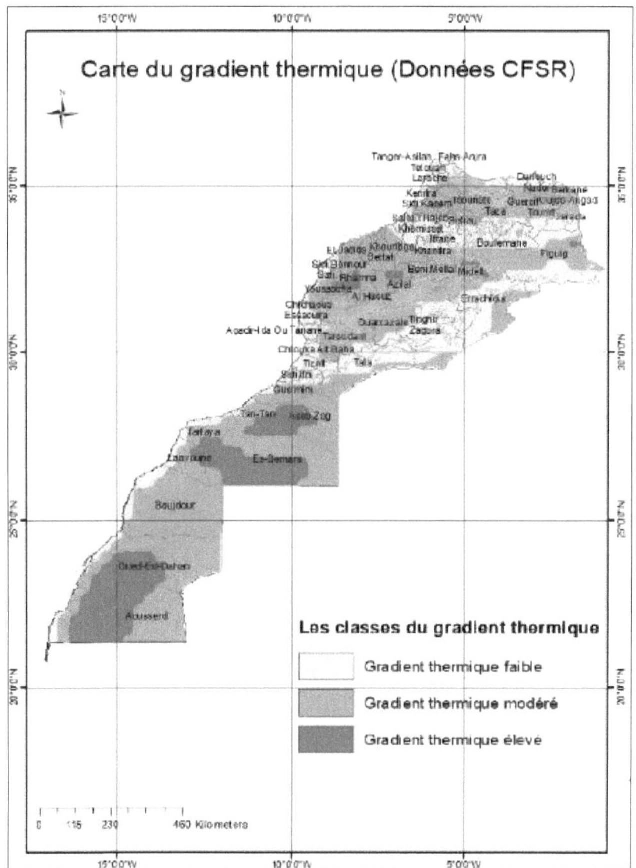

Figura 18Mapa do gradiente térmico de Marrocos de acordo com a primeira classificação - dados CFSR[11]

Para além disso, este mesmo estudo também gerou outro mapa de distribuição espacial, utilizando dados do CFSR, a distribuição do número de dias por ano em que o gradiente térmico diário é superior a 20°C, como ilustrado na figura seguinte:

A figura 19 mostra a distribuição espacial da média de 30 anos do número de dias por ano em que a diferença entre as temperaturas máxima e mínima diárias excede os 20°C em Marrocos. Os resultados mostram que esta média varia entre 0 e 160 dias por ano em todo o país.

Os valores mais elevados registam-se no extremo sudoeste do país, longe da costa, especificamente em partes das províncias de Oued Ed-Dahab e Aousserd, onde variam entre 120 e 160 dias por ano. O resto destas duas províncias, bem como as zonas a sul da província de Es-Smara, registam valores relativamente elevados, entre 80 e 120 dias por ano.

Valores entre 40 e 80 dias por ano encontram-se nas regiões das províncias de Boulemane, Midelt, Fqih Ben Saleh, Kelâat Es-Sraghna, Settat, Rehamna, Khouribga, Marraquexe, Youssoufia, Beni Mellal, Taounate, Taza, Guercif, Assa Zag e partes de Tarfaya, Tan Tan, Es-

Semara e Figuig. Por último, o resto do país caracteriza-se por valores relativamente baixos, que variam entre 0 e 40 dias por ano.

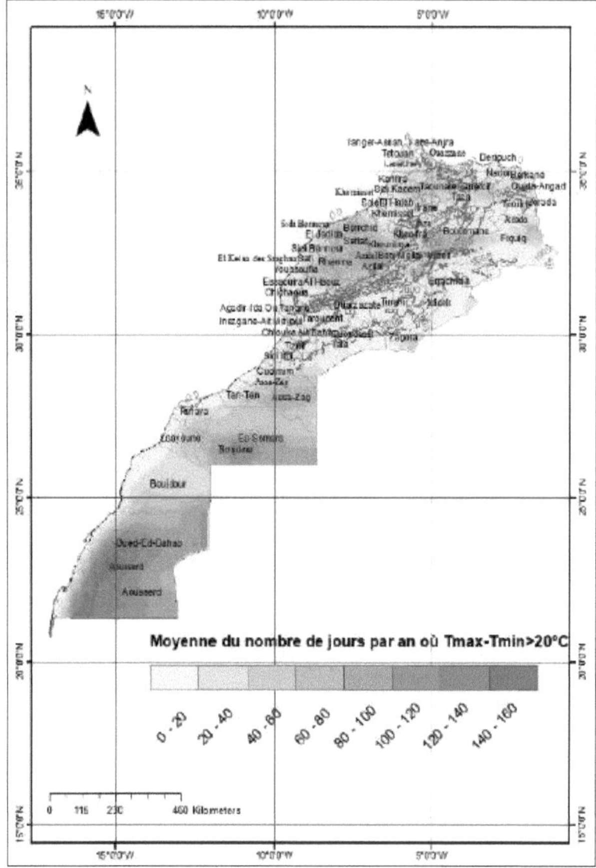

Figura 19Média anual ao longo de 30 anos do número de dias por ano em que o gradiente térmico diário é superior a 20°C em Marrocos - dados CFSR 1984-2014[11]

IV. Método utilizado para projetar pavimentos betuminosos em função das condições climáticas:

IV.1 Princípio do processo de calibragem :

Entre os métodos de projeto para pavimentos betuminosos em Marrocos, a norma NF P 98-086 versão 2019[13] é aplicada. Esta norma propõe uma abordagem mecânica e uma consideração do gelo na conceção da estrutura. O objetivo da conceção mecânica é garantir que a estrutura escolhida é capaz de suportar o tráfego cumulativo de veículos pesados de mercadorias durante a vida útil definida. Esta verificação consiste em comparar as tensões e deformações calculadas através de um modelo elástico linear com os valores admissíveis determinados com base na resistência dos materiais a cargas repetidas, tendo em conta vários coeficientes de ajustamento para a fiabilidade do projeto e as descontinuidades dos pavimentos rígidos. As tensões calculadas no pavimento devem ser inferiores ou iguais aos valores admissíveis. A espessura mínima das camadas é determinada por iterações sucessivas de modo a cumprir este critério.

De seguida, a estrutura resultante do cálculo mecânico é submetida a uma verificação de congelamento/descongelamento. Este método consiste em calcular o índice de gelo admissível para o pavimento, que deve ser superior ao índice de gelo de referência para o inverno. Esta etapa pode implicar ajustamentos das espessuras determinadas pelo cálculo mecânico. Se o aumento da espessura não for suficiente para projetar a estrutura do pavimento, pode ser necessário modificar os materiais do pavimento ou do solo, ou mesmo a sub-base. É importante sublinhar que esta etapa não é implementada em Marrocos devido à falta de estudos que definam o índice de gelo admissível para o pavimento e o índice de gelo de referência no inverno no contexto marroquino.

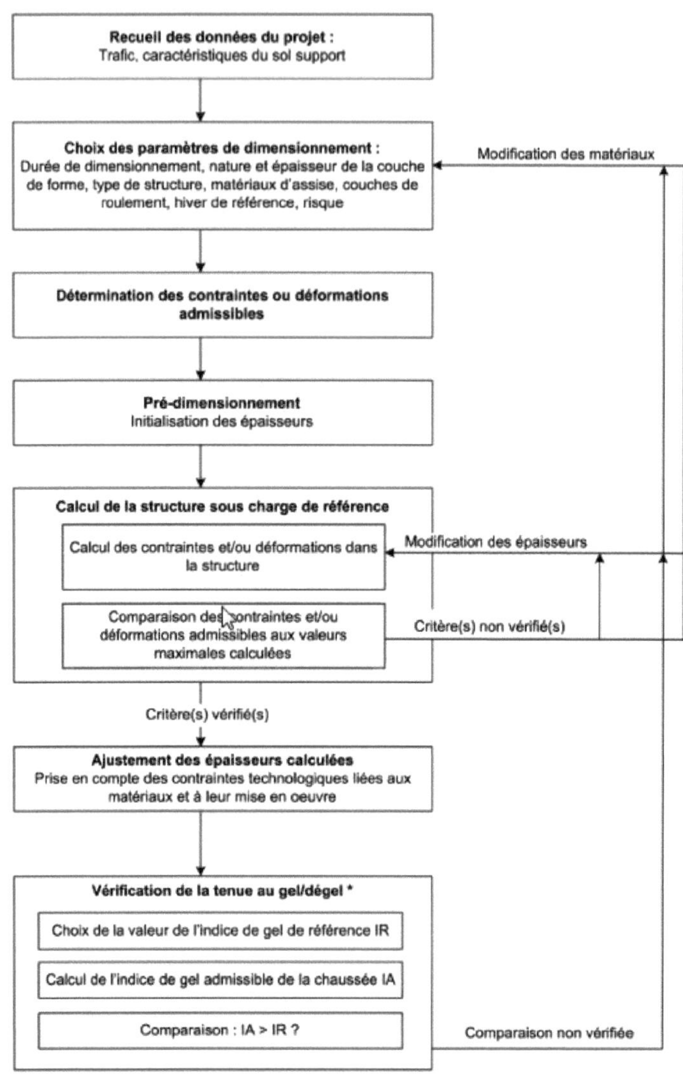

Figura 20Diagrama esquemático do método de projeto para novos pavimentos rodoviários[13].

IV.2 Dimensionamento mecânico :

O dimensionamento mecânico da estrutura baseia-se em vários aspectos[13] :

- Avaliação do tráfego de veículos pesados de mercadorias no projeto em termos de ciclos de carga, representados por um número de ciclos NE para um eixo de referência (eixo simples com duas rodas e uma carga total de 130 kN, em conformidade com a norma NF P 98-082).
- Cálculo das tensões admissíveis, tendo em conta o valor de NE, os riscos de deformação permanente do subleito e das camadas não ligadas e os riscos de fadiga das camadas ligadas (betuminosas ou hidráulicas).
- Cálculo das tensões exercidas na estrutura pela carga de referência (meio eixo com rodas duplas carregado a 65 kN segundo a norma NF P 98-082), utilizando um modelo elástico linear multicamada homogéneo e isotrópico (modelo de Burmister) em que a rigidez dos materiais é descrita por um módulo de Young e um coeficiente de Poisson. O solo e qualquer sub-base são representados por uma camada semi-infinita com um módulo de Young correspondente ao da classe de sub-base considerada.
- A escolha de uma frequência de tensão ou de uma duração de carga, bem como de uma temperatura equivalente para os materiais betuminosos, com o objetivo de determinar as propriedades do material a utilizar no método de dimensionamento. Em geral, é adoptada uma frequência de carga de 10 Hz e uma duração de carga de 0,02 s. A temperatura equivalente (θeq) é definida como a temperatura constante que causaria à estrutura o mesmo dano cumulativo anual que o causado pelas variações efectivas de temperatura ao longo do ano.

Em Marrocos, os pavimentos são concebidos com base em temperaturas equivalentes geralmente fixadas entre 19 e 25°C pelas autoridades responsáveis. Por exemplo, o Ministère de l'Équipement, du Transport, de la Logistique et de l'Eau opta geralmente por um valor de 25°C, enquanto a Société Nationale des Autoroutes du Maroc privilegia os 19°C. Tanto quanto sabemos, estes valores não são apoiados por nenhum estudo anterior e parecem basear-se unicamente na decisão administrativa inicial [14].

IV.2.1 Conversão do tráfego em eixos equivalentes:

O tráfego de veículos pesados de mercadorias que se prevê venha a utilizar a faixa de rodagem durante a sua vida útil, expresso pelo número acumulado de veículos pesados de mercadorias NPL, é convertido num número equivalente NE de passagens por eixo de referência (NF P 98-082).

Para a conceção mecânica do pavimento, é igualmente necessário determinar o tráfego acumulado durante o período de conceção.

A conceção mecânica do pavimento baseia-se no tráfego acumulado de veículos pesados de mercadorias para o período de conceção selecionado, representado pelo número acumulado de veículos pesados de mercadorias (*NPL*) e calculado da seguinte formaEquação 1 .

Equação 1 cálculo do NPL.

$$NPL = 365 \times TMJA \times C$$

Onde:

- ✓ *NPL* é o número acumulado de veículos pesados de mercadorias;
- ✓ *AADT* é o Tráfego Médio Diário Anual expresso como o número de veículos pesados de mercadorias por dia e por sentido na estrada mais movimentada no ano de entrada em serviço ou no período considerado;
- ✓ *Este* é o fator de tráfego acumulado para o período de conceção.

O cálculo do coeficiente C depende da hipótese de crescimento do tráfego de veículos pesados de mercadorias. A sua expressão para um período cumulativo de n anos é dada na Equação 2 para o crescimento aritmético e naEquação 3 para o crescimento geométrico.

Equação 2cálculo de C para o crescimento aritmético

$$C = n \times \left(1 + \frac{(n-1) \times \tau}{2}\right)$$

Onde:

- ✓ τ é a taxa de crescimento aritmético do tráfego de veículos pesados de mercadorias em % ;
- ✓ *n* é o período acumulado em anos.

Equação 3cálculo de C para crescimento geométrico

$$C = \frac{(1+\tau)^n - 1}{\tau}$$

Onde:

- ✓ τ é a taxa geométrica de crescimento do tráfego de veículos pesados de mercadorias em % ;
- ✓ *n* é o período acumulado em anos.

Para efeitos de projeto, o número de veículos pesados de mercadorias acumulado durante o período de projeto (NPL) é convertido num Número Equivalente de Eixos (NE) de referência, utilizando o coeficiente de agressividade médio para o tráfego CAM, como indicado naEquação 4.

Equação 4Cálculo de NE em função de NPL

$$NE = \text{NPL} \times CAM$$

Onde:

- ✓ *NE* é o número equivalente de eixos de referência;
- ✓ *NPL* é o número de veículos pesados de mercadorias calculado para o período de projeto *d* ;
- ✓ *CAM* é o coeficiente de agressividade médio do tráfego definido por

IV.2.2 Valores médios do coeficiente de agressividade (CAM) :

A norma NF P 98-086 versão 2019 recomenda a utilização de valores de cálculo para o coeficiente médio de agressividade (CAM) específicos para os diferentes tipos de pavimento, conforme indicado no Tabela 1e Tabela 2 e Tabela 3são utilizados.

Tabela 1Coeficientes médios de agressividade em função do tráfego e do tipo de material para pavimentos de autoestrada[13]

	T2	T1	T0	TS	Tex
CAM **Matériaux Bitumineux**	0,8				
CAM **Matériaux Traités aux Liants Hydrauliques et béton**	1,3				
CAM **Sol, GNT**	1				

Tabela 2Coeficientes médios de agressividade em função do tráfego e do tipo de material para pavimentos não rodoviários[13]

	T5	T4	T3-	T3+	T2, T1, T0
CAM **Matériaux Bitumineux**	0,3	0,3	0,4	0,5	0,5
CAM **Matériaux Traités aux Liants Hydrauliques et béton**	0,4	0,5	0,6	0,6	0,8
CAM **Sol, GNT**	0,4	0,5	0,6	0,75	1

Tabela 3Coeficientes médios de agressividade em função do tráfego e do tipo de material para pavimentos urbanos [13]

	Voie de desserte	Voie de distribution	Voie principale à trafic lourd
CAM **Matériaux Bitumineux**	0,1	0,2	0,2
CAM **Matériaux Traités aux Liants Hydrauliques et béton**	0,1	0,2	0,4
CAM **sur giratoire**	0,2	0,5	1,0

IV.2.3 Cálculo das cargas admissíveis:

O método de conceção considera dois mecanismos de dano, cada um associado a uma expressão separada de tensões admissíveis:

- ✓ Os danos por fadiga dos materiais betuminosos são tidos em conta através da sua deformação horizontal de extensão reversível máxima permitida εt adm.
- ✓ Os danos devidos à acumulação de deformação permanente em materiais não tratados são tidos em conta através da sua deformação vertical reversível máxima admissível εz,adm.

IV.2.3.1 Critério de deformação admissível para materiais betuminosos, εt adm :

Para uma camada betuminosa sujeita a tensão de tração devido a flexão, a deformação admissível para a temperatura equivalente θeq é calculada de acordo comEquação 5.

Equação 5Equação de deformação admissível para materiais betuminosos

$$\varepsilon_{t,adm} = \varepsilon_6(10\,°C\,;\,25\,Hz) \times \sqrt{\frac{E(10\,°C\,;\,10\,Hz)}{E(\theta_{eq}\,;\,10\,Hz)}} \times \left(\frac{NE}{10^6}\right)^b \times k_c \times k_r \times k_s$$

Onde:

- ✓ ε6(10 °C; 25 Hz) é o parâmetro da lei de fadiga do material betuminoso, representando a deformação que conduz a uma vida útil de 106 ciclos. ε6 é determinado pelo ensaio normalizado de fadiga por flexão em dois pontos (NF EN 12697-24, Anexo A). Este ensaio é efectuado a 10°C e a 25 Hz ;
- ✓ *b* é o declive da lei de fadiga do material betuminoso ($-1 < b < 0$) ;
- ✓ *E* (10 °C; 10 Hz) é o módulo de rigidez a 10 °C e 10 Hz , obtido de acordo com a norma NF EN 12697-26, :
- ✓ *E* (θeq; 10 Hz) é o módulo de rigidez a θeq e 10 Hz , obtido em conformidade com a norma NF EN 12697-26 ;
- ✓ *NE* é o número de passagens do eixo de referência ;
- ✓ kc*, kr*, *ks* são os coeficientes de ajustamento.

IV.2.3.1.1 Coeficientes de ajustamento :

No critério de fendilhação por fadiga para camadas tratadas com ligantes betuminosos, são utilizados diferentes coeficientes, kr, ks e kc, para ajustar o valor da deformação admissível. Estes coeficientes são definidos nos parágrafos seguintes.

- **Coeficiente de risco kr** :

Utilizando o coeficiente de risco r, o método de projeto incorpora uma abordagem probabilística à vida útil do pavimento, tendo em conta possíveis variações nas propriedades mecânicas dos materiais e nas espessuras das camadas do pavimento.

O risco representa, para o período de projeto, a expetativa (de acordo com a teoria da probabilidade) da proporção linear do pavimento que teria de ser reconstruído na ausência de qualquer trabalho de manutenção estrutural durante esse período.

O coeficiente de risco é calculado de acordo comEquação 6 como segue

Equação 6cálculo do coeficiente de risco kr

$$k_r = 10^{-u \times b \times \delta} \text{ et } \delta = \sqrt{S_N^{\,2} + \left(\frac{c \times S_h}{b}\right)^2}$$

Com :

- ✓ *u* é o valor da variável aleatória da distribuição normal centrada reduzida associada ao risco *r*. definido na norma 98-086 versão 2019 ;

- ✓ b é o declive da linha de fadiga para o material na camada em consideração, cujos valores, para cada
- ✓ classe de material, são definidos na norma 98-086 versão 2019 ($-1 < b < 0$) ;
- ✓ SN é o desvio-padrão no logaritmo decimal do número de ciclos que conduzem à falha por fadiga, cujos valores, para cada classe de material, são definidos na norma 98-086 versão 2019;
- ✓ Sh é o desvio-padrão da espessura das camadas dos materiais de base utilizados, expresso em metros, cujos valores, para cada classe de material, estão definidos na norma 98-086 versão 2019;
- ✓ c é o coeficiente que associa a variação da deformação à variação da espessura do pavimento, expresso em m-1. O valor de c determinado com base em estudos de estruturas padrão é igual a 2 m-1.

❖ ***Coeficiente de plataforma ks** :*

O coeficiente ks tem em conta as variações da capacidade de suporte da plataforma de apoio, que são tanto mais prejudiciais para a estrutura quanto mais baixa for a capacidade de suporte da plataforma. Este coeficiente afecta apenas a camada assente na plataforma e depende da capacidade de suporte desta última, tal como definida no Tabela 4:

Tabela 4Valores de ks tidos em conta em função da capacidade de suporte da plataforma ou do módulo da camada subjacente à camada de materiais ligados em consideração[13]

Module	E < 50 MPa	50 MPa ≤ E < 80 MPa	80 MPa ≤ E < 120 MPa	E ≥ 120 MPa
k_s	1/1,2	1/1,1	1/1,065	1

❖ ***Coeficiente de calibração* kc**

O coeficiente de calibração, denominado *kc*, corrige a diferença entre as previsões da abordagem de cálculo e o comportamento observado dos pavimentos reais.

IV.2.3.2 Critério de deformação admissível para materiais não tratados e solos de suporte de pavimentos, εz,adm :

Para uma camada de material não tratado e para o solo, a tensão admissível é a deformação vertical na superfície da camada, calculada de acordo comEquação 7.

Equação 7Equação de deformação admissível para materiais não tratados e solos de suporte de pavimentos

$$\varepsilon_{z,adm} = A \times (NE)^{b}$$

Onde:

- ✓ A, b são parâmetros que dependem do nível de tráfego, do tipo de material e da estrutura, definidos na norma 98-086 versão 2019 ($-1 < b < 0$) ;
- ✓ NE é o número de passagens do eixo de referência.

IV.2.4 Determinação das tensões induzidas na estrutura pela carga de referência :

As tensões induzidas na estrutura do pavimento sob a carga de referência são calculadas utilizando um modelo elástico linear semi-infinito de várias camadas (modelo de Burmister). Este modelo representa toda a estrutura do pavimento como uma série de camadas com espessuras constantes no plano. Apenas a camada inferior, cujo limite superior corresponde ao subleito, é infinita em profundidade. Cada camada é constituída por um material homogéneo, isotrópico, com comportamento elástico linear caracterizado por um módulo de Young (E) e um coeficiente de Poisson (ν). As condições nas interfaces podem ser de ligação ou de deslizamento, dependendo dos materiais em contacto. Utiliza-se a hipótese de interface semi-colada, definida como a média dos resultados obtidos com uma interface colada e uma interface deslizante em sucessão.

Os valores dos parâmetros mecânicos (E, ν) a ter em conta, bem como as condições nas interfaces, dependem da natureza específica dos materiais e são fornecidos na norma NF P 98-086.

O cálculo é efectuado para a carga de referência correspondente ao semieixo de duas rodas de 65 kN. Esta é representada por dois discos com um raio de 0,125 m, cujos centros estão afastados 0,375 m e que aplicam uma pressão uniforme de 0,662 MPa no pavimento. As tensões (tensões e deformações reversíveis) são calculadas na base das camadas ligadas e no topo das camadas não ligadas, como se mostra na Figura 21.

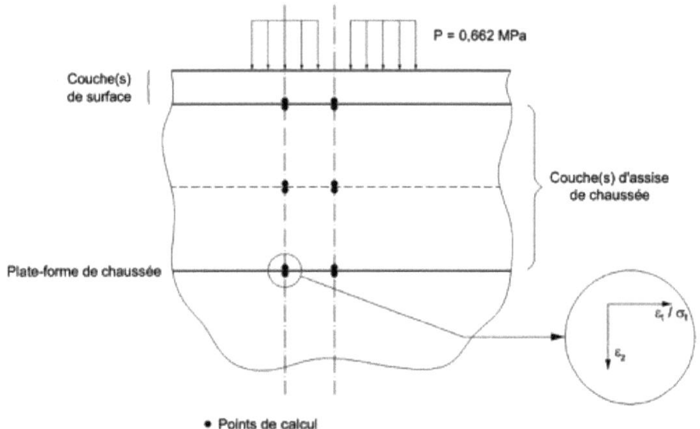

Figura 21Carga de referência e ponto de cálculo[13]

IV.2.4.1 Caraterísticas dos materiais de pavimento para efeitos de projeto :

IV.2.4.1.1 Cascalho não tratado :

Os parâmetros mecânicos da gravilha não tratada a ter em conta na conceção das estruturas variam em função da sua classificação em categorias, do tipo de estrutura e da sua utilização como camada de base ou de fundação.

O Tabela 5 apresenta os valores do módulo de rigidez para a gravilha não tratada utilizada no projeto do pavimento. O coeficiente de Poisson é fixado em 0,35 para estes materiais.

Tabela 5Valores do módulo de rigidez para as camadas de GNT[13]

<table>
<tr><td colspan="2">Chaussées pour lesquelles la classe de trafic est inférieure ou égale à T3
Catégories définies dans la norme NF EN 13285</td></tr>
<tr><td rowspan="3">couche de base</td><td>catégorie 1 : E_{GNT} = 600 MPa</td></tr>
<tr><td>catégorie 2 : E_{GNT} = 400 MPa</td></tr>
<tr><td>catégorie 3 : E_{GNT} = 200 MPa</td></tr>
<tr><td>couche de fondation
(GNT subdivisée en sous-couches de 0,25 m d'épaisseur indicée par i croissant de bas en haut)</td><td>E_{GNT} {1} = 3 $E_{plateforme\text{-}support}$
E_{GNT} {sous-couche i} = *k* E_{GNT} {sous-couche (i-1)}
k variant selon la catégorie de la GNT
<table><tr><td>Catégorie</td><td>1</td><td>2</td><td>3</td></tr><tr><td>*k*</td><td>3</td><td>2,5</td><td>2</td></tr></table>E_{GNT} borné par la valeur indiquée en couche de base
Voir Tableau G.1</td></tr>
<tr><td colspan="2">Chaussées pour lesquelles la classe de trafic est T2 ou T1 – structures bitumineuses épaisses avec fondation en GNT</td></tr>
<tr><td>couche de fondation
(GNT subdivisée en sous-couches de 0,25 m d'épaisseur)</td><td>E_{GNT} {1} = 3 $E_{plateforme\text{-}support}$
E_{GNT} {sous-couche i} = 3 EGNT {sous-couche (i-1)}
E_{GNT} borné par 360 MPa</td></tr>
<tr><td colspan="2">Chaussées à structure inverse (GNT de type B)</td></tr>
<tr><td></td><td>E_{GNT} = 480 MPa</td></tr>
</table>

IV.2.4.1.2 Materiais tratados com aglutinantes de hidrocarbonetos :

A série de normas NF EN 13108 define a composição das misturas betuminosas com base em caraterísticas gerais como a granulometria, o índice de vazios, a resistência à água e a resistência à deformação permanente, completadas por caraterísticas empíricas ou fundamentais. São assim definidas duas abordagens: a abordagem empírica e a abordagem fundamental.

As caraterísticas adicionais são determinadas pela abordagem adoptada:

- ✓ Caraterísticas "empíricas": Trata-se de especificar um teor mínimo de betume para a mistura (expresso em percentagem da massa total da mistura betuminosa), de descrever o tipo de ligante e de definir as gamas de classificação através de peneiras caraterísticas.
- ✓ Caraterísticas "fundamentais": baseiam-se em medições do módulo de rigidez e da resistência à fadiga.

As gravilhas betuminosas são classificadas em três classes de desempenho e em duas categorias segundo a sua granulometria (0/14 ou 0/20). Podem ser classificadas de acordo com a abordagem empírica ou fundamental, tal como estabelecido na norma NF EN 13108-1.

- ✓ ***Abordagem empírica :***

Os valores do módulo utilizados nos cálculos de conceção são apresentados no Tabela 6.

Tabela 6 Caraterísticas a ter em conta no dimensionamento de EB-GBs[13]

	Classe	2	3
Valeurs conventionnelles de calcul	Module à 15 °C – 10 Hz ou 0,02 s (MPa)	9 000	9 000
	ε_6 (µdéf)	80	90
	$-1/b$	5	5
	S_N	0,3	0,3
	k_c	1,3	1,3

✓ ***Abordagem fundamental :***

Na abordagem fundamental, a norma NF EN 13108-1 relativa às misturas betuminosas estabelece no seu prefácio os valores mínimos do módulo E e da deformação ε6 (a 10 °C e 25 Hz) por classe de material, como indicado no Tabela 7. Estes valores são utilizados para efetuar uma estimativa preliminar antes de obter os resultados dos ensaios de laboratório do material em questão.

As caraterísticas superiores a estes valores mínimos de módulo E e de característica de fadiga ε6 podem ser tidas em conta no projeto, desde que essas caraterísticas tenham sido obtidas durante o estudo de formulação em materiais fabricados com os componentes no local, com a percentagem de vazios prescrita. No entanto, estas caraterísticas não devem ultrapassar os valores máximos definidos para a classe em causa.

Tabela 7Propriedades mecânicas mínimas e máximas do EB-GB a utilizar para o dimensionamento no âmbito da abordagem fundamental[13]

	Classe	2	3	4
Valeurs minimales	Module à 15 °C – 10 Hz ou 0,02 s (MPa)	9 000	9 000	11 000
	ε_6 (µdéf)	80	90	100
Valeurs maximales	Module à 15 °C – 10 Hz ou 0,02 s (MPa)	11 000	11 000	14 000
	ε_6 (µdéf)	90	100	115
Valeurs à appliquer forfaitairement	$-1/b$	5	5	5
	S_N	0,3	0,3	0,3
	k_c	1,3	1,3	1,3

IV.2.4.2 Comparação entre as tensões calculadas na estrutura e as tensões admissíveis :

A carga estimada para cada camada exposta a um risco de deterioração, quer por fadiga por flexão quer por deformação permanente, deve ser inferior ou igual à carga admissível em valor absoluto. Se esta condição não for satisfeita, o cálculo é repetido ajustando a espessura das camadas ou modificando os materiais utilizados na estrutura do pavimento ou na sub-base, até que todos os critérios de projeto sejam satisfeitos.

IV.2.5 Conceção estrutural para resistir aos efeitos da congelação/degelo :

Projeto estrutural de pavimentos rodoviários para resistir ao congelamento e descongelamento de acordo com a norma NF P 98-086[13]é efectuada através da aplicação da seguinte abordagem (ilustrada na Figura 22) :

- ✓ Seleção do inverno de referência, caracterizado pelo seu índice de geada IR, contra o qual o pavimento deve ser protegido.
- ✓ Determinação da quantidade de gelo admissível ao nível da sub-base QPF, em função do solo existente, da sub-base selecionada e da resistência mecânica do pavimento. O índice de geada correspondente, It, é igual ao quadrado de QPF.
- ✓ Cálculo do índice de gelo superficial admissível IS a partir de It e de um modelo de transferência de calor através das camadas superiores do pavimento.
- ✓ Cálculo do índice de gelo atmosférico admissível IA em função do IS.
- ✓ Comparação entre IA e IR.

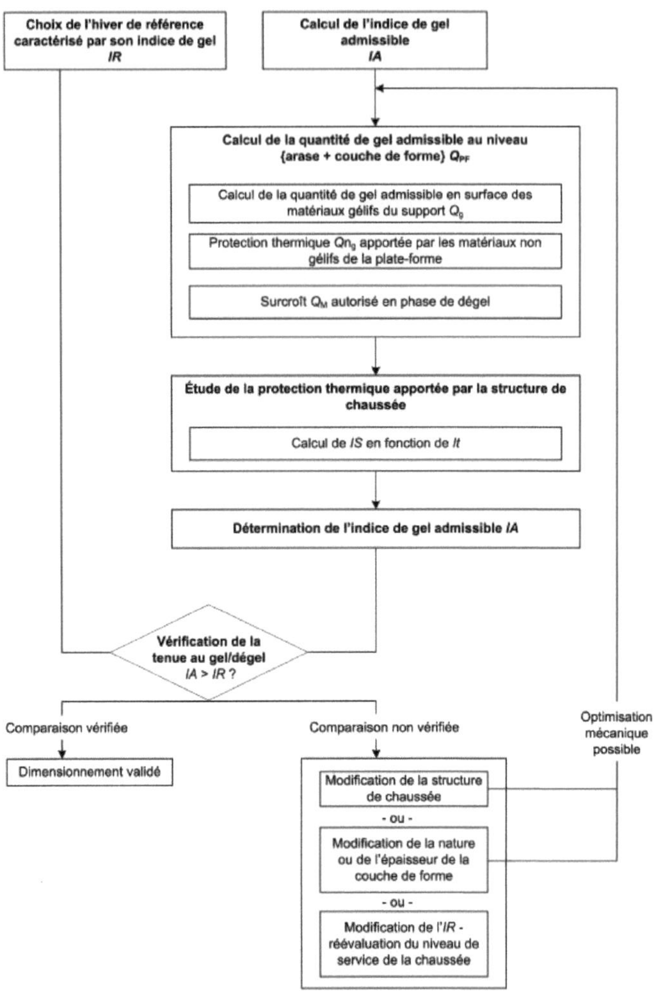

Figura 22Princípio de verificação da congelação-descongelação[13]

IV.2.5.1 O inverno de referência :

O inverno de referência é um período específico escolhido para avaliar as condições de congelação/descongelação a que um pavimento estará exposto. É caracterizado pelo seu índice de geada (RI), que representa as condições de geada mais desfavoráveis esperadas durante este período. Este período pode ser determinado com base em dados climáticos históricos ou em previsões meteorológicas para a região onde o pavimento está localizado. Em geral, o inverno de referência é escolhido para representar uma estação em que as condições de geada são susceptíveis de ter um impacto significativo na estrutura do pavimento.

IV.2.5.2 O índice de gelo atmosférico admissível IA :

O índice de gelo admissível é uma medida utilizada na verificação do gelo-degelo dos pavimentos para avaliar a sua resistência às condições de gelo. Este índice representa a quantidade de gelo que o pavimento pode suportar sem sofrer danos excessivos.

São necessárias várias etapas para o calcular:

- **Determinação da quantidade de gelo admissível ao nível da sub-base (QPF):** depende de factores como o tipo de solo existente, a sub-base utilizada e a resistência mecânica do pavimento. Esta quantidade de gelo é expressa em termos de deformação ou de tensão, consoante o método de cálculo escolhido.
- **Cálculo do índice de geada correspondente (It) :** Uma vez determinada a quantidade de geada admissível, o índice de geada (It) é calculado tomando o quadrado de QPF.
- **Cálculo do índice de geada superficial admissível (IS):** Utilizando um modelo de transferência de calor através das camadas superiores do pavimento, o índice de geada superficial admissível (IS) é calculado a partir do índice de geada (It).
- **Cálculo do índice de gelo atmosférico admissível (IA):** Dependendo da IS, o índice de gelo atmosférico admissível (IA) é calculado para avaliar as condições de gelo efetivamente encontradas no pavimento.
- **Comparação entre IA e IR:** Por último, é efectuada uma comparação entre o índice de gelo atmosférico admissível (IA) e o índice de gelo do inverno de referência (IR) para avaliar se as condições de congelação/degelo do pavimento são aceitáveis.

V. Formulação de misturas betuminosas em conformidade com a diretiva marroquina relativa às misturas de cal:

V.1 Os diferentes métodos de formulação das misturas betuminosas :

Ao longo das últimas quatro décadas, as técnicas de conceção de misturas betuminosas evoluíram para responder à evolução das necessidades dos clientes. Esta evolução é motivada pelo aumento do tráfego rodoviário, pela necessidade de garantir a segurança, o conforto e a durabilidade das estradas, bem como pela necessidade de ter em conta diversos factores, como a manutenção e o conforto dos utentes, em condições climáticas específicas e num contexto técnico (nomeadamente a conceção e o dimensionamento das camadas do pavimento). Esta evolução conduziu a uma complexidade crescente na formulação dos materiais. A formulação de misturas está a tornar-se cada vez mais complicada, porque qualquer melhoria numa caraterística após uma alteração na composição pode ter um impacto negativo noutra caraterística. Por exemplo, o aumento do teor de ligante pode melhorar a resistência à fadiga, mas afetar negativamente a resistência ao afundamento[15].

As propriedades exigidas a um material betuminoso variam consoante a camada em que é utilizado. Para as camadas de base, cuja função principal é distribuir as cargas no solo sem sofrer deformações excessivas, o asfalto deve ser relativamente rígido, resistente à fadiga, capaz de resistir a deformações permanentes e bastante compacto. Por outro lado, para uma camada de desgaste, diretamente exposta ao tráfego e às condições climáticas, a ênfase é colocada na durabilidade, com boa resistência à água, bem como na resistência à deformação permanente. Para além disso, as caraterísticas da superfície, como a rugosidade, o ruído de rolamento e a fotometria, também são importantes. Dependendo das necessidades específicas, a mistura da camada de desgaste deve ser suficientemente compacta para evitar a infiltração de água nas camadas inferiores ou, pelo contrário, suficientemente permeável para permitir a drenagem da água. Estes múltiplos requisitos podem, por vezes, ser contraditórios[15].

As abordagens para lidar com esta questão são diversas e dependem em grande medida do contexto específico de cada localidade. Na nossa análise, conseguimos identificar três métodos distintos de formulação[15] :

- ❖ O método de formulação da receita :

O método das receitas baseia-se na experiência local. Trata-se de reproduzir uma composição conhecida que deu provas de eficácia em condições de utilização específicas e durante longos períodos de tempo. A utilização destas receitas pode, por vezes, ser completada por alguns testes baseados em métodos empíricos.

- ❖ O método de formulação de ensaios empíricos :

O método empírico mais comummente utilizado é o método Marshall. Este método consiste em comprimir provetes de acordo com protocolos específicos e os resultados dos ensaios mecânicos são depois comparados com o comportamento observado no terreno.

- ❖ O método de formulação através de ensaios fundamentais :

Este método incorpora ensaios cujos resultados podem ser utilizados diretamente como dados de entrada para modelos de conceção. Isto aplica-se, nomeadamente, aos valores do módulo dinâmico e da resistência à fadiga.

O estudo da formulação das misturas betuminosas segundo a diretiva marroquina sobre as misturas de cal pode ser qualificado de empírico, embora envolva ensaios "relacionados" com o desempenho, com o objetivo de avaliar a sensibilidade à água e a taxa de compactação dos pavimentos betuminosos. Os ensaios de resistência à água e os ensaios Marshall e/ou Gyratory Shear Press das misturas betuminosas estão previstos no âmbito do estudo de conceção das misturas [4].

V.2 Definições e princípios dos ensaios utilizados nos ensaios de conceção de misturas betuminosas :

V.2.1 A prensa de cisalhamento giratória[16]

A mistura de hidrocarbonetos, preparada em laboratório, é colocada num molde cilíndrico com 150 mm ou 160 mm de diâmetro, expandido e à temperatura de ensaio (aproximadamente 130°C a 160°C). Aplica-se uma pressão vertical de 0,6 MPa no topo do provete. Ao mesmo tempo, o provete é ligeiramente inclinado num ângulo raso de cerca de 1° (externo) ou 0,82° (interno) e sujeito a um movimento circular, resultando na compactação por amassamento. O aumento da compactação (e a diminuição da percentagem de vazios) é observado em função do número de giros efectuados.

O ensaio é utilizado para avaliar a taxa de compactação do asfalto no local, para um determinado número de giros, em função do tipo de asfalto, da natureza do agregado e da espessura da mistura.

V.2.2 Resistência à água[17]

A resistência à água é geralmente medida através do ensaio Duriez, no âmbito da normalização marroquina. O princípio do ensaio consiste em compactar a mistura de hidrocarbonetos num molde cilíndrico utilizando uma pressão estática de dupla ação. Uma parte dos provetes é mantida sem imersão a uma temperatura controlada (18°C) e higrometria, enquanto a outra parte é mantida imersa. Cada grupo de provetes é esmagado numa única compressão.

A resistência à água é avaliada pelo rácio entre a resistência após imersão e a resistência quando seco.

V.2.3 O ensaio de cio[15]

O corpo de prova é uma placa em forma de paralelepípedo com uma espessura de 5 cm ou 10 cm, consoante a espessura da mistura betuminosa, que pode ser inferior ou superior a 5 cm. Esta placa é exposta ao tráfego de uma roda equipada com um pneu, com uma frequência de 1 Hz, uma carga de 5 kN e uma pressão de 6 bar, em condições rigorosas de temperatura (60°C).

Interpretação: A profundidade da deformação gerada pela passagem da roda é medida em função do número de ciclos. Os critérios específicos referem-se a uma percentagem de sulcos num determinado número de ciclos, que depende do tipo de material e da sua classe.

V.2.4 Ensaios de módulos[15]

A rigidez do composto é avaliada através de um ensaio de módulo complexo, envolvendo uma carga sinusoidal num provete trapezoidal ou paralelepipédico, ou através de um ensaio de tração uniaxial, realizado num provete cilíndrico ou paralelepipédico. A carga é aplicada numa gama de pequenas deformações, controlando o tempo ou a frequência, a temperatura e a lei de carga.

O módulo, que expressa a relação entre a tensão e a deformação, é calculado para cada ensaio elementar. Utilizando a equivalência tempo-temperatura, é traçada uma curva de módulo principal a uma determinada temperatura. Esta representação permite compreender o comportamento da mistura numa vasta gama de tempos ou frequências de carga.

As especificações referem-se ao módulo a 15°C e a uma frequência de 10 Hz, ou a um tempo de carga de 0,02 s.

V.2.5 Resistência à fadiga[15]

Um provete trapezoidal é sujeito, a uma temperatura e a uma frequência de carga fixas, a uma deformação imposta. Quando a tensão necessária para manter a deformação constante é reduzida para metade, o provete é considerado danificado no número especificado de ciclos. Num gráfico lg/lg, os diferentes pares (nível de carga, número de ciclos até ao dano) são colocados ao longo de uma linha de fadiga. A 10^6 ciclos, o limite de carga traçado na linha reta representa o valor caraterístico da resistência à fadiga: ε6.

V.2.6 Definições e relações úteis para um estudo de formulação :

V.2.6.1 Conteúdo do aglutinante

No estudo da formulação, são utilizados dois termos para expressar o teor de ligante: o teor de ligante externo (TLext), que indica a proporção da massa de ligante em relação à massa de agregado seco, de acordo comEquação 8ou o teor interno de ligante (tlint), que expressa a proporção da massa de ligante em relação à massa total da mistura.[15]A relação entre os dois é expressa porEquação 10 :

Equação 8teor de ligante externo

$$TL_{ext} = 100 \times \frac{Masse\ de\ bitume}{Masse\ de\ granulats\ secs}$$

Equação 9Teor de ligante interno

$$tl_{int} = 100 \times \frac{Masse\ de\ bitume}{Masse\ de\ granulats\ secs + Masse\ de\ bitume}$$

Equação 10Relação entre o teor de ligante externo e interno

$$TL_{ext} = \frac{100 \times tl_{int}}{100 - tl_{int}}$$

V.2.6.2 Módulo de riqueza K

O módulo de riqueza, K, é uma quantidade proporcional à espessura convencional da película de ligante de hidrocarbonetos que cobre o agregado.[15]. Este valor K está relacionado com o teor de ligante externo através da seguinte equaçãoEquação 11 da seguinte forma:

Equação 11Módulo de riqueza K

$$TL_{ext} = K \times \alpha \sqrt[5]{\Sigma}$$

em que Σ é a superfície específica, expressa em metros quadrados por quilograma, determinada pela relação :

$$\Sigma = 0.20g + 2.2S + 12s + 135f, \text{ em } m^2/kg,$$

Com :

- ✓ g, proporções de elementos superiores a 6 mm
- ✓ S, proporções dos elementos entre 6 e 0,315 mm
- ✓ s, proporções de elementos entre 0,315 e 0,08 mm
- ✓ f, proporções de elementos inferiores a 0,08 mm
- ✓ a: coeficiente de correção das proporções, destinado a ter em conta a densidade dos agregados. Se esta densidade for igual a 2,65g/cm3, a=1. Caso contrário, a=2,65/densidade do agregado.

V.2.6.3 Percentagem de vazios ou compacidade :

❖ **Densidade real :**

A densidade real pode ser calculada a partir das densidades dos componentes e é designada por MVRc [15] e calculada a partir das seguintes equações:

Equação 12Densidade real calculada

$$MVRc = \frac{\text{Masse de granulats} + \text{Masse de bitume}}{Vg + Vb}$$

Teor de betume exterior :

Equação 13Densidade real com TLext

$$MVRc = \frac{100 + TL_{ext}}{\frac{\%G_1}{\rho_{g1}} + \frac{\%G_2}{\rho_{g2}} + \ldots + \frac{\%G_n}{\rho_{gn}} + \frac{TL_{ext}}{\rho_b}}$$

❖ **Densidade aparente :**

A densidade aparente é obtida dividindo a massa da amostra pelo seu volume aparente. Este último pode ser determinado por medição geométrica (MVA) ou por pesagem hidrostática, com ou sem parafina (NF EN 12697-6).

❖ **Percentagem de vazios e compacidade :**

A compacidade e a percentagem de vazios são determinadas a partir das medições da densidade real *MVR* e da densidade aparente *MVA* e pelas seguintes relações[15] :

$$C\% = 100 \text{ x } MVA/ MVR$$

$$v\% = 100\,(1 - (MVA/\,MVR))$$

A compacidade *C%* e a percentagem de vazios *v%* estão ligadas pela seguinte equação:

$$100\% = C\% + v\%.$$

V.2.7 Ensaio de conceção da mistura :

A partir de componentes como agregados, finos, ligantes de hidrocarbonetos e aditivos minerais, identificados e representativos dos materiais a utilizar no projeto, é realizada uma série de ensaios laboratoriais para caraterizar o comportamento de uma mistura de hidrocarbonetos. A escolha da sequência de ensaios depende do nível de ensaio exigido pelo cliente, que varia de 1 a 4. Este nível é geralmente determinado por factores como o tipo de mistura, a posição da camada no pavimento, a sua espessura, o tráfego previsto, as tensões específicas, o objetivo da aplicação desta camada, a natureza das camadas inferiores e a dimensão do estaleiro. O ensaio de formulação inclui também especificações relativas aos constituintes, à composição das misturas, à preparação das amostras e aos principais desempenhos dos materiais.

V.2.7.1 Especificações da areia :

Regra geral, em Marrocos, a fração de areia utilizada no fabrico de misturas betuminosas a quente é de 0/4, com um teor mínimo de finos de 12%. De acordo com as recomendações do[5] a **limpeza da** areia é avaliada através do ensaio de equivalente de areia, cujos resultados devem ultrapassar o valor limite, fixado em 30% para a brita betuminosa e 40% para as misturas betuminosas.

Outros ensaios são recomendados de acordo com as normas de fabrico de misturas betuminosas. Entre estes, o ensaio de **angularidade** (NF EN 933-6) é especificado quando a mistura se destina a camadas de desgaste. Os resultados devem geralmente enquadrar-se nas categorias ECS35 ou 38, exceto para as misturas betuminosas à base de betão betuminoso semi-compactado (EB-BBS), para as quais é permitida a categoria ECS30.

V.2.7.2 Especificações da gravilha :

❖ **Granularidade :**

Para as aparas, as fracções granulares geralmente utilizadas são: 2/4, 2/6, 4/6, 4/10, 6/10, 10/14.

Para as misturas betuminosas destinadas a camadas de base, podem também ser utilizadas as fracções 2/10, 6/14, 6/20, 10/20 e 14/20.

❖ **Forma :**

De acordo com as recomendações da diretiva[5] a forma é avaliada através do ensaio do coeficiente de achatamento, cujos resultados devem ser inferiores ao valor-limite, fixado em 20% para as gravilhas com uma fração maior ou igual a 10 mm e em 25% para as gravilhas com uma fração entre 4 mm e 10 mm.

❖ Dureza

De acordo com as recomendações da diretiva[5] a dureza é avaliada utilizando os ensaios Los Angles e Micro-Deval:

- ✓ LA < 30 para gravilha betuminosa
- ✓ LA < 25 para as misturas betuminosas.
- ✓ M.D.E < 25 para gravilha betuminosa
- ✓ M.D.E < 20 para as misturas betuminosas.

Pode ser autorizada uma compensação entre o valor de Los Angeles e o valor de MDE até um máximo de 5 pontos.

❖ **Angularidade**

A angularidade só é verificada quando o material de origem é aluvionar. No caso da extração de rocha sólida, o material é naturalmente triturado e é considerado como rocha triturada pura.

Mesa 8Especificações de angularidade[5]

Nature de Matériau	Trafic	Angularité
G.B.B	T0	R.C≥4 concassé pur
0/20	T1	IC≥100% (RC=1)
et	T2	IC≥50%
0/25	T3 et T4	IC≥20%
B.B 0/10 et 0/14	toutes catégories	R.C≥4 concassé pur

V.2.7.3 Especificações da encadernação :

Regra geral, o betume de grau 35/50 é o mais utilizado em Marrocos, com as seguintes especificações

nome do julgamento	métodos	*Especificações*
Penetração da agulha de betumes puros em (10ieme de mm)	NM PT 1426[3]	35-50
Determinação do ponto de amolecimento em (°C)	NM EN 1427[4]	50-58
Determinação: - do ponto de inflamação. - do ponto de inflamação num recipiente aberto	NM ISO 2592[18]	>240 -

V.2.7.4 Especificações sobre a composição da mistura :

A composição da mistura betuminosa deve estar em conformidade com as especificações do CCP rodoviário e com as diretrizes de fabrico de misturas betuminosas a quente, que se resumem a seguir:

❖ **Propriedades da mistura de agregados e tipo de ligante :**

O quadro seguinte indica os intervalos de passagem para diferentes peneiras, estabelecendo um intervalo dentro do qual se deve situar o valor médio. Para cada método (EB ou GBB), indica também as classes de betume puro a utilizar.

Tabela 9Propriedades da mistura de agregados e tipo de ligante[5]

Granularité % Passant au Tamis de (mm)	EB 0/10 Roulement	EB 0/14 Liaison	GBB	
			0/20	0/25
25	-	-	-	100
20	-	-	100	74-100
14	-	100	-	-
10	100	-	-	-
6	65-80	50-65	44-65	37-60
2	30-45	25-38	25-42	24-40
0,08	5 - 9	4 - 8	6-10	6-10
Bitume	40/50 ou 60/70 ou 80/100	40/50 ou 60/70		

❖ **Ensaios de caraterização :**

Foi desenvolvido um conjunto de especificações, tal como ilustrado no quadro seguinte, para avaliar tanto o comportamento de compactação como as caraterísticas mecânicas, nomeadamente a sua resistência ao efeito da água. Estes desempenhos são avaliados através de ensaios que constituem o estudo mínimo, segundo o CPC routier e a diretiva marroquina sobre as misturas de cal, a efetuar para aprovar um projeto de mistura e selecionar os diferentes parâmetros.

Além disso, para avaliar a capacidade de compactação de um projeto de mistura asfáltica utilizando o ensaio PCG, são consideradas as seguintes condições, de acordo com a diretiva marroquina para misturas de cal: uma compactação inferior a 89% após 10 rotações, uma compactação de 92 a 96% após 60 rotações para a mistura EB 0/10 e uma compactação de 96% após 80 rotações para a mistura EB 0/14.

Mesa 10Especificações de ensaio para ensaios de projeto de misturas betuminosas[5]

		EB 0/10 ROULEMENT	EB 0/14 LIAISON	GBB 0/20 et 0/25
Module de richesse : K		3,45 à 3,9	3,45 à 3,9	2 à 2,5
Essai Marshall :				
- compacité %		93 - 97	92 - 96	91 - 97
- stabilité	40/50	> 1000	> 900	> 800
(bitume)	60/700	> 1000	> 900	> 700
(Kg)	80/100	> 950	> 850	-
Fluage (mm)		< 4	< 4	
Essai L.P.C :		90 à 95	88 à 94	88 à 95
- compacité %				
- compression bras				
	40/50	> 60	> 60	> 50
(bitume) 80/100	60/700	> 55	> 55	> 45
	80/100	> 50	> 45	-
RH/RS		> 0,75		> 0,65

V.2.7.5 Estudo de conceção da mistura de cal

Em função da utilização prevista, do tipo de asfalto e das tensões a que será submetido, as exigências podem variar. Por este motivo, o ensaio de formulação foi subdividido em vários níveis, de 1 a 4, como ilustrado na figura seguinte:

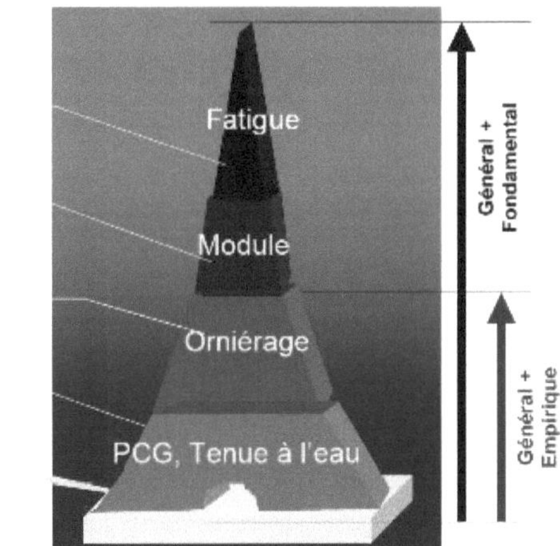

Figura 23Nível de estudo da formulação[15]

- **Nível 1**: A mistura deve respeitar uma gama de percentagens de vazios durante o ensaio de prensagem por cisalhamento giratório, bem como o critério de resistência à água definido.
- **Nível 2**: Este nível inclui os ensaios do nível 1 (prensa giratória de cisalhamento e resistência à água), mais um ensaio de sulcos.
- **Nível 3**: Este nível inclui os ensaios de prensagem giratória e de resistência à água do nível 1, o ensaio de cio do nível 2, bem como a caraterização do módulo da mistura. O ensaio de módulo é prescrito para projectos de grande escala e quando a camada em questão contribui para o desempenho estrutural do pavimento.
- **Nível 4**: Este nível inclui os ensaios de prensagem giratória e de resistência à água do nível 1, o ensaio de sulcos do nível 2 e a caraterização do módulo da mistura do nível 3. É também reforçado pela determinação da resistência à fadiga. O ensaio de fadiga é necessário para projectos de grande dimensão e sempre que a camada em questão esteja sujeita a esforços de fadiga.

V.2.7.6 Duração estimada de um ensaio de formulação :

A duração estimada de um ensaio de formulação e a quantidade de materiais necessários, de acordo com o Manual de Formulação LPC [15] são apresentados no quadro seguinte:

Mesa 11 Duração estimada de um ensaio de formulação e quantidade de materiais necessários[15]

Niveau d'épreuve	Essai	Quantité de matériau	Durée		Durée globale incluant la préparation
			Essai	Préparation et opérations connexes	
Préparation	Masse volumique réelle du mélange	5 kg pour le mélange	1 j	séchage + essai	2 j
Identification des constituants	Analyse granulométrique	3 kg par fraction granulaire	1 j	séchage + essai	2 j
1	ITSR Méthode B en compression	20 kg (Φ 80) 40 kg (Φ 120)	8 j	séchage + mélange + essai	10 j
	Presse à Cisaillement Giratoire	30 kg	1 j	séchage + mélange + essai	2 j
Total niveau 1		**40 kg à 60 kg**			**12 j**
2	Orniérage (2 plaques) Grand-Modèle	50 kg	2 pl. 30 000 cycles 3j	confection + mûrissement + MVa + essai	7 j
Total niveau 2		**110 kg**			**15 j**
3	Module en traction directe	80 kg	3 températures 3 ou 4 temps de charge 4 j	confection+ carottage mûrissement + MVa + collage + essai	21 j
	Module complexe	80 kg	1 températures 3 ou 4 fréquences 4 j	confection + sciage mûrissement + MVa + collage + essai	18 j
Total niveau 3		**200 kg**			**21 j**
4	Fatigue Trapézoïdale 2 points	200 kg	15 j	confection + sciage + mûrissement + Mva + collage + essai	25 j
Total niveau 4		**400 kg**			**30 j**

Salientamos que estes tempos são estimativos, uma vez que não têm em conta possíveis falhas nos resultados de determinados ensaios, bem como os ensaios de identificação de materiais efectuados antes do início dos ensaios de caraterização do asfalto, e o calendário de trabalho do laboratório.

V.2.7.7 Fluxograma do ensaio de formulação:

Estudo de formulação em conformidade com a diretiva marroquina relativa aos materiais asfálticos misturados a quente [5] é efectuado de acordo com o procedimento ilustrado na figura abaixo:

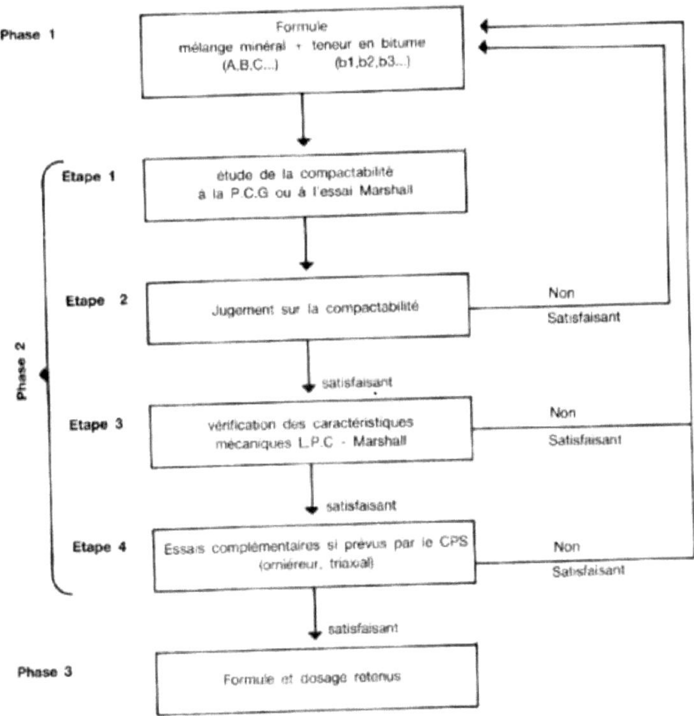

Figura 24Fluxograma do provete de ensaio de formulação [5]

VI. Avaliação do estado dos pavimentos rodoviários por métodos de prospeção indirectos :

Apesar dos esforços desenvolvidos durante as fases de anteprojeto e de projeto de misturas para atenuar os efeitos das solicitações climáticas e mecânicas, e das medidas de precaução incorporadas no projeto de conceção da estrada, estão previstas infra-estruturas como bocas, drenos, valas de betão e outras estruturas hidráulicas que permitem o escoamento das águas superficiais e das intempéries. Estas medidas têm como objetivo reduzir as solicitações climáticas, garantindo uma eficiente drenagem das águas e minimizando os riscos associados à hidrossensibilidade dos revestimentos betuminosos. Desta forma, contribuem para aumentar a durabilidade e a resistência dos pavimentos rodoviários em diversas condições climatéricas.

No entanto, apesar destas precauções, os pavimentos rodoviários estão sujeitos a deterioração, daí a importância de avaliar o seu estado através de métodos de prospeção indirectos. Estes métodos são essenciais para antecipar as necessidades de manutenção preventiva. Nesta secção, abordaremos alguns dos métodos utilizados no sector rodoviário para avaliar o estado dos pavimentos e antecipar os trabalhos de manutenção.

VI.1 Deformação do pavimento sob carga :

A deflexão do pavimento sob carga refere-se (eixo 13t) à flexão ou deformação que um pavimento sofre em resposta a uma carga aplicada, como a passagem de um veículo ou equipamento pesado. Esta deflexão é medida através de ensaios de deflexão como o Falling Weight Deflectometer (FWD) ou a viga Benkelman, como ilustrado nas fotos abaixo.

Quando uma carga é aplicada ao pavimento, este deflecte ou deforma-se sob o efeito da pressão exercida. A deflexão é medida através do registo da distância vertical entre um ponto de referência fixo no pavimento e a superfície do pavimento sob carga. Esta medição é utilizada para avaliar a rigidez do pavimento, bem como a sua capacidade para suportar a carga e resistir à deformação permanente.

A deflexão não é muito sensível a variações no módulo dos materiais do pavimento, mas é sensível a variações na espessura e muito sensível a variações na capacidade de suporte do subleito.

A deflexão do pavimento sob carga é um indicador importante do desempenho do pavimento. É utilizado para avaliar a capacidade de suporte do pavimento, detetar áreas de fraqueza ou deterioração e orientar as decisões de manutenção e reparação para garantir a segurança e a durabilidade da estrada.

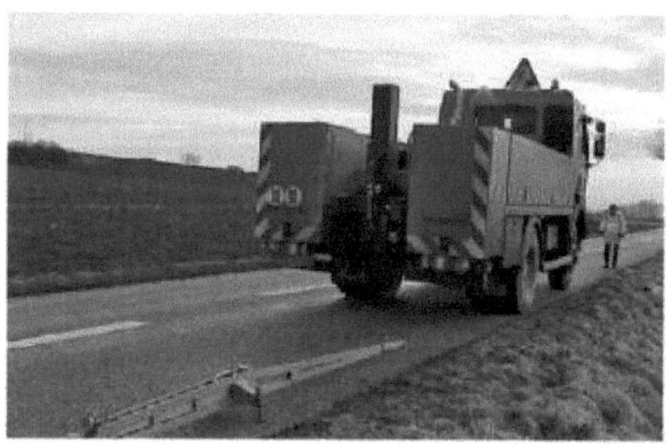

Figura 25Feixe de Benkelman[19]

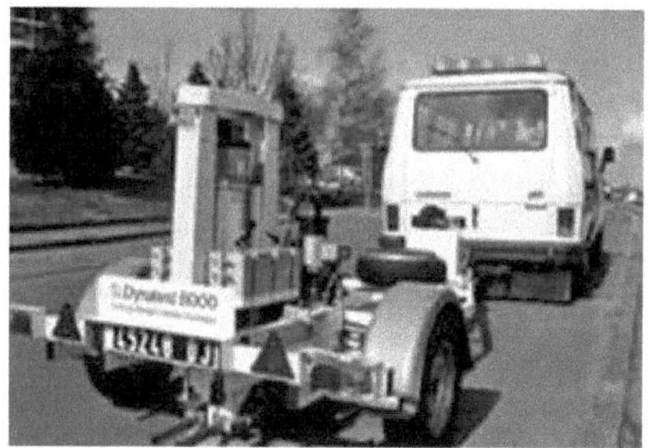

Figura 26Foto 10 - FWD (Falling Weight Deflectometer)[19]

VI.1.1 Classe de deflexão :

O valor da deflexão caraterística é um indicador do comportamento mecânico da estrutura e do suporte do pavimento. Este parâmetro, que depende do tipo de pavimento, está geralmente associado a uma classe de deformação.

As deflexões medidas com o defletógrafo Lacroix sob um eixo de 13T dão os seguintes resultados:

- ✓ Dm em 1/100 mm de deformação média da secção.
- ✓ σ desvio-padrão em torno de Dm.

A deflexão caraterística é então determinada utilizando a seguinte equação:

- ✓ D90: Dm + 1,3 s
- ✓ Coeficiente de homogeneidade = σ /Dm

As secções são então classificadas de acordo com o quadro seguinte, utilizando o valor mais elevado das duas medições efectuadas (no eixo ou na margem).

Mesa 12Classe de deflexão[20]

D_{90} en 1/100 mm sur la trace la plus élevée	< 100	100 à 150	150 à 200	> 200
Classe Di	D_1	D_2	D_3	D_4

✓ Se σ /Dm>0,35, subimos uma classe.

VI.1.2 Exemplo de resultados de uma campanha de medição de deflexões :

Os resultados apresentados na tabela fornecida pelo Departamento de Estradas abaixo representam medições de deflexão na estrada nacional RN 4 entre o ponto quilométrico 100+000 e o ponto quilométrico 102+872.

Mesa 13Deflexão RN 4 de novembro de 2023

Route	ZONE	Abscisse-D (m)	Abscisse-F (m)	PKD	PKF	AXE			RIVE			MAX Axe-Rive	Coefficient d'homogénéité (σ/m)	Classe de déflexion
						MOYENNE	ECART-TYPE (σ)	D90=m+1.3σ	MOYENNE	ECART-TYPE (σ)	D90=m+1.3σ			
N4	Zone 1	0,0	338,3	100,000	100,338	26,1	11,7	41,3	32,8	24,2	64,3	64,3	0,738	D2
N4	Zone 2	338,3	406,1	100,338	100,406	35,6	13,0	52,5	130,4	26,0	164,2	164,2	0,199	D3
N4	Zone 3	406,1	543,5	100,406	100,544	32,4	14,4	51,2	48,3	15,0	67,8	67,8	0,311	D1
N4	Zone 4	543,5	1313,9	100,544	101,377	19,2	12,2	35,0	27,9	14,8	47,1	47,1	0,530	D2
N4	Zone 5	1313,9	1696,6	101,377	101,760	29,2	15,0	48,7	45,4	17,5	68,2	68,2	0,385	D2
N4	Zone 6	1696,6	1934,8	101,760	101,998	21,7	18,0	45,0	20,0	11,6	35,1	45,0	0,829	D2
N4	Zone 7	1934,8	2483,8	101,998	102,547	26,5	17,6	49,4	42,5	19,2	67,4	67,4	0,452	D2
N4	Zone 8	2483,8	2809,0	102,547	102,872	21,8	11,8	37,1	8,8	13,9	26,9	37,1	0,541	D2

NB :

- ✓ **Abs** : **Abscisse.**
- ✓ **m.** : **moyenne.**
- ✓ **(σ)** : **ECART-TYPE.**
- ✓ **(σ/m) Coefficient d'homogénéité.**

VI.1.3 Georadar (GPR)

A avaliação do estado do pavimento por Georadar (GPR) é um método avançado e não destrutivo amplamente utilizado no sector rodoviário. Baseia-se na utilização de ondas electromagnéticas de alta frequência que são emitidas através da superfície do pavimento e se propagam através das diferentes camadas do solo. Quando estas ondas encontram uma interface entre dois materiais de condutividade eléctrica diferente, como as diferentes camadas do pavimento, parte da energia é reflectida para cima, em direção à antena do radar de penetração no solo. Ao medir o tempo de viagem destas ondas reflectidas, bem como a sua amplitude, o radar de penetração no solo pode produzir uma imagem transversal do pavimento, mostrando variações na composição, espessura e estado das diferentes camadas.

Este método oferece uma série de vantagens significativas. Em primeiro lugar, permite uma avaliação rápida e eficaz do estado do pavimento, sem necessidade de trabalhos de escavação ou de interrupção da circulação rodoviária. Além disso, fornece dados detalhados sobre a estrutura interna do pavimento, tornando possível detetar defeitos como fissuras, vazios, áreas de saturação de água e degradação do material numa fase inicial, antes que se tornem problemas graves que exijam reparações dispendiosas. Além disso, o georadar pode ser utilizado para medir a espessura das diferentes camadas do pavimento, o que é essencial para avaliar a capacidade de suporte do pavimento e planear qualquer renovação ou trabalho de reforço necessário.

Além disso, a utilização do georadar permite a recolha de dados em longos troços de pavimento num curto espaço de tempo, o que o torna uma ferramenta extremamente eficaz para programas de monitorização e manutenção de estradas em grande escala. Os dados recolhidos podem ser analisados e interpretados pelos engenheiros rodoviários para estabelecer planos de manutenção preventiva e otimizar a afetação de recursos orçamentais, contribuindo assim para prolongar a vida dos pavimentos e garantir a segurança dos utentes das estradas. Em suma, a avaliação do estado dos pavimentos rodoviários com base em georadar é um método valioso e versátil que desempenha um papel essencial na gestão eficaz das infra-estruturas rodoviárias.

VI.1.3.1 Frequências utilizadas :

Um aumento da frequência conduz a uma deteção mais precisa, mas a uma profundidade limitada, enquanto uma diminuição da frequência permite explorar maiores profundidades à custa da qualidade do sinal.

Mesa 14 Caraterísticas de utilização do GPR em função da frequência[21].

Baixa frequência	Alta frequência
Grande profundidade	Profundidade rasa
Baixa resolução	Alta resolução
Geologia e geofísica	Pavimentos e tabuleiros de pontes

Para as estradas, a frequência adequada situa-se entre 1 GHz e 2 GHz para uma penetração de 0,5 m a 1 m.

VI.1.3.2 Espessura estimada das camadas do pavimento :

O sistema GPR calcula o tempo necessário para que a onda percorra cada interface de mudança de material. Para avaliar a espessura das camadas, é necessário conhecer a velocidade de propagação em cada material, determinada pela fórmula :

$$V = \frac{c}{\sqrt{\varepsilon_r}}$$

Com :

- ✓ c: velocidade da luz.
- ✓ $\varepsilon_r$permissividade dieléctrica relativa do material.

Para os materiais rodoviários, temos ordens de grandeza de Ɛr, mas estas variam consideravelmente consoante a presença de água.

Mesa 15Ordens de grandeza da permissividade dieléctrica relativa do material [21].

Material	Ɛr
Asfalto seco	2 - 5
Asfalto húmido	6 - 12
Betão seco	4 - 8
Betão húmido	8 - 15
Betume	2,7
Areia seca	2,5 - 6
Areia húmida	10 - 25
Gelo	2,5 - 4
Solo seco	4 - 10
Solo húmido	10 - 30
Solo congelado	4 - 8
Calcário seco	7
Calcário húmido	8

VI.2 Tomografia eléctrica :

A avaliação do estado dos pavimentos rodoviários através da tomografia eléctrica é um método avançado que fornece informações detalhadas sobre o estado do solo que suporta o pavimento. A tomografia eléctrica baseia-se no princípio da medição da resistividade eléctrica dos materiais através de eléctrodos colocados ao longo da superfície do pavimento.

Este método envolve a injeção de corrente eléctrica no solo através de uma série de eléctrodos colocados ao longo do pavimento. As variações da resistência eléctrica do solo são medidas através de eléctrodos receptores colocados em posições específicas. Estas medições são depois utilizadas para reconstruir uma imagem transversal do pavimento, mostrando variações na condutividade eléctrica a diferentes profundidades.

A principal vantagem da tomografia eléctrica é a sua capacidade de fornecer informações detalhadas sobre a distribuição de materiais e estruturas sob a superfície do pavimento, incluindo áreas de saturação de água, vazios, áreas de compactação e camadas de materiais com diferentes condutividades eléctricas. Isto permite a deteção precoce de defeitos e potenciais danos, tais como fissuras, afundamentos e degradação de materiais, antes de se tornarem problemas graves que exijam reparações dispendiosas.

Além disso, a tomografia eléctrica pode ser realizada em longas secções de pavimento num curto espaço de tempo, o que a torna uma ferramenta eficaz para programas de monitorização e manutenção de estradas em grande escala. Os dados recolhidos podem ser analisados e interpretados pelos engenheiros rodoviários para estabelecer planos de manutenção preventiva e otimizar a atribuição de recursos orçamentais.

Em resumo, a avaliação do estado dos pavimentos rodoviários através da tomografia eléctrica é um método valioso que permite detetar defeitos e potenciais danos numa fase precoce, ajudando assim a prolongar a vida útil dos pavimentos e a garantir a segurança dos utentes da estrada.

VI.2.1 Fundamentos e princípios teóricos :

Correntes eléctricas geradas artificialmente são injectadas no solo e as variações de potencial resultantes são medidas. Os perfis destas variações fornecem informações sobre a natureza e as caraterísticas eléctricas das diferentes estruturas subterrâneas. Quanto maior for a diferença eléctrica entre a estrutura principal do solo e as heterogeneidades, mais fácil será a sua deteção. Assim, a resistividade eléctrica do solo pode ser utilizada como um indicador da diversidade das propriedades físicas do solo [22].

❖ A resistividade ρ (Ω.m) é definida de acordo com a seguinte equação:

Equação 14cálculo da resistividade

$$\rho = R\left(\frac{S}{L}\right)$$

Com :

- ✓ R é a resistência eléctrica (V),
- ✓ L é o comprimento do cilindro (m),
- ✓ S é a sua área de secção transversal (m2).

Num meio-espaço homogéneo e isotrópico, as linhas equipotenciais eléctricas assumem uma forma hemisférica quando os eléctrodos de corrente são colocados na superfície do solo, como mostra a figura abaixo. Para este caso, a densidade de corrente J (A/m²) deve ser calculada para todas as direcções radiais de acordo com :

Equação 15Cálculo da densidade da corrente

$$J = \frac{I}{2\pi r^2}$$

[2]Em que 2.π.r é a área da superfície de uma esfera hemisférica de raio r.

❖ O potencial V pode então ser expresso da seguinte forma:

Equação 16Cálculo do potencial de corrente

$$V = \frac{\rho I}{2\pi r}$$

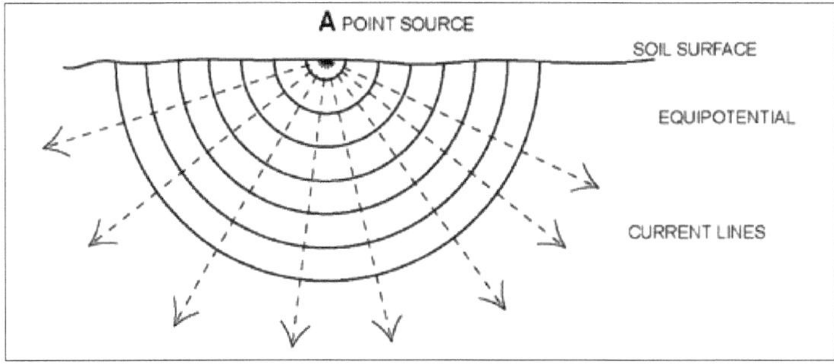

Figura 27Distribuição do fluxo de corrente num solo homogéneo.[22]

- Para medir a resistividade eléctrica, são geralmente utilizados quatro eléctrodos: dois eléctrodos, A e B, para injetar a corrente (denominados "eléctrodos de corrente"), e dois outros eléctrodos, M e N, para registar a diferença de potencial resultante (denominados "eléctrodos de potencial"). A diferença de potencial ΔV medida entre os eléctrodos M e N é dada pela seguinte equação:

Equação 17Cálculo da diferença de potencial de corrente

$$\Delta V = \frac{\rho I}{2\pi}\left[\frac{1}{AM} - \frac{1}{BM} - \frac{1}{AN} + \frac{1}{BN}\right]$$

Em que AM, BM, AN e BN representam a distância geométrica entre os eléctrodos A e M, B e M, A e N, e B e N, respetivamente.

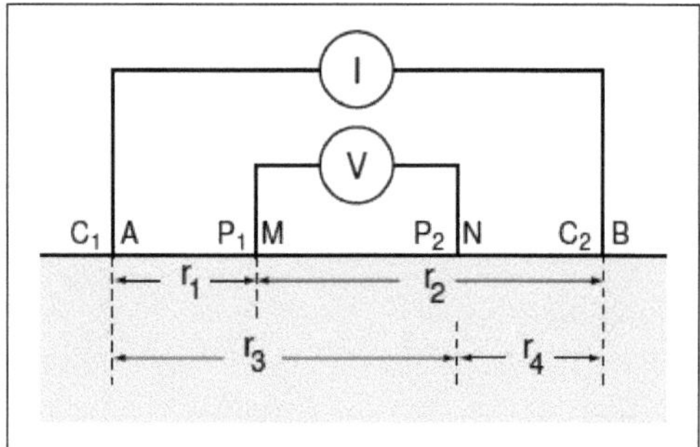

Figura 28Dispositivo de superfície de quatro eléctrodos.

- A resistividade eléctrica é então calculada através da seguinte fórmula:

Equação 18Cálculo da resistividade eléctrica

$$\rho = \left[\frac{2\pi}{(1/AM) - (1/BM) - (1/AN) + (1/BN)}\right]\frac{\Delta V}{I} = K\frac{\Delta V}{I}$$

Em que K é um coeficiente geométrico que depende da disposição dos quatro eléctrodos A, B, M e N.

VI.2.2 Variação da resistividade eléctrica em função das propriedades do solo :

A resistividade eléctrica é uma função de várias propriedades do solo, incluindo a natureza dos constituintes sólidos (distribuição granulométrica, mineralogia), a disposição dos espaços vazios (porosidade, distribuição granulométrica dos poros, conetividade), o grau de saturação de água (teor de água), a resistividade eléctrica do fluido (concentração de soluto) e a temperatura. O quadro seguinte resume as gamas típicas de resistividade eléctrica dos materiais terrestres.

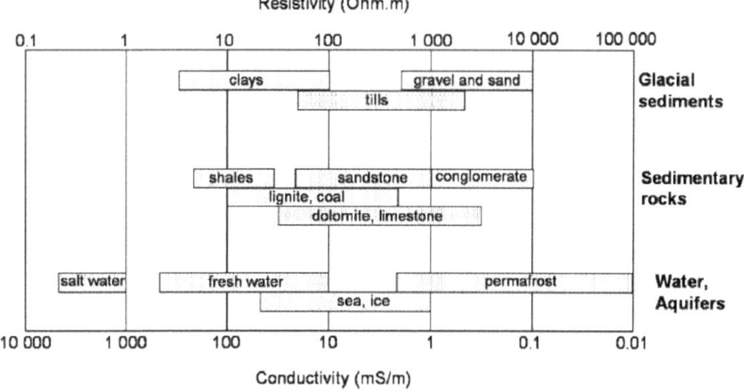

Figura 29 Gamas típicas de resistividades eléctricas de materiais terrestres[22]

VI.2.3 Tomografia eléctrica 2D :

As matrizes bidimensionais de eléctrodos múltiplos fornecem uma representação vertical do meio que está a ser sondado. Os eléctrodos são movidos ao longo de uma linha a intervalos regulares, registando uma medição da resistividade em cada passo, como ilustrado na Figura 30. Os dados obtidos são utilizados para construir perfis de resistividade. Ao aumentar progressivamente a distância entre os eléctrodos, obtém-se uma maior profundidade de investigação. Os dados são apresentados em pseudo-secções 2D, permitindo visualizar simultaneamente as variações horizontais e verticais da resistividade. São utilizadas diferentes configurações de rede (Figura 31), com impacto na resolução, sensibilidade e profundidade de investigação. A seleção da configuração depende das caraterísticas do meio a estudar, como ilustrado na Figura 32.

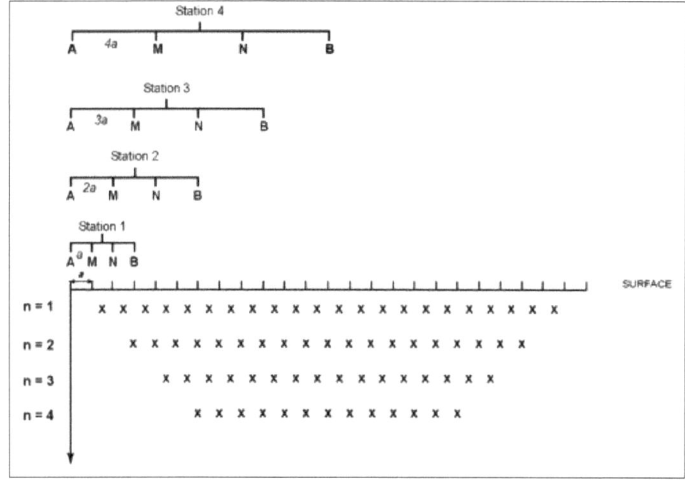

Figura 30Pseudo-secção de resistividade eléctrica 2D.[22]

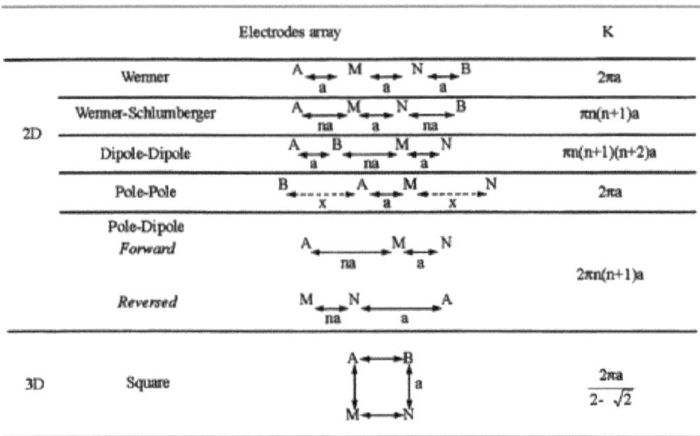

	Electrodes array		K
2D	Wenner		$2\pi a$
	Wenner-Schlumberger		$\pi n(n+1)a$
	Dipole-Dipole		$\pi n(n+1)(n+2)a$
	Pole-Pole		$2\pi a$
	Pole-Dipole *Forward*		$2\pi n(n+1)a$
	Reversed		
3D	Square		$\frac{2\pi a}{2-\sqrt{2}}$

A and B current electrodes, M and N potential electrodes
A: spacing between electrodes used in a particular measurement
n: spacing factor (integer values 1-6)
x: distance to "infinite electrodes" in pole-pole array

Figura 31Exemplo da configuração de uma matriz de eléctrodos 2D em linha e de um dispositivo de eléctrodos 3D.[22]

	Wenner	Wenner–Schlumberger	Dipole–dipole	Pole–pole	Pole–dipole
Sensitivity of the array horizontal structures	++++	++	+	++	++
Sensitivity of the array vertical structures	+	++	++++	++	+
Depth of investigation	+	++	+++	++++	+++
Horizontal data coverage	+	++	+++	++++	+++
Signal Strength	++++	+++	+	++++	++

The labels are classified form (+) to (++++), equivalent at poor sensitivity to high sensitivity for the different array configurations.

Figura 32Caraterísticas dos diferentes tipos de configurações de rede 2D.[22]

VI.2.4 Tomografia eléctrica 3D :

Podem ser utilizados dois métodos para obter a resistividade eléctrica tridimensional:

O primeiro método envolve a construção de uma imagem eléctrica 3D através da reconstrução de uma matriz bidimensional de pseudo-secções paralelas, permitindo assim o registo de uma imagem precisa quando as anomalias eléctricas estão preferencialmente orientadas e os eléctrodos de medição são perpendiculares a estas anomalias. As configurações de eléctrodos orientadas em pelo menos duas direcções mutuamente perpendiculares são recomendadas para locais com condições de subsuperfície heterogéneas.

O segundo método consiste na utilização de uma matriz quadrada de quatro eléctrodos, oferecendo uma medição da resistividade que é menos dependente da orientação do que as matrizes em linha.

VI.2.5 O modelo de inversão

Todos os métodos de inversão têm como objetivo fundamental a criação de um modelo da subsuperfície que melhor reflicta as medições efectuadas. Este modelo, que é definido matematicamente, representa a resposta esperada em função das condições geológicas encontradas. Para fazer esta transição do espaço das medições, onde temos valores de resistividade aparente, para o espaço dos parâmetros físicos do modelo a estimar, como a resistividade em cada ponto da secção, utilizamos ferramentas matemáticas como os métodos dos elementos finitos ou das diferenças finitas.

Um pacote de software comummente utilizado para esta tarefa é o res2dinv, um programa de inversão que utiliza dados recolhidos no terreno, normalmente sob a forma de pseudo-secção, e gera modelos de resistividade subsuperficial correspondentes.

Em suma, a inversão eléctrica é um processo complexo mas essencial que nos permite transformar os dados de campo em informações valiosas sobre a composição e a estrutura da subsuperfície.

VII. Danos em camadas de desgaste e propagação de fissuras em misturas betuminosas :

Catálogo de deterioração da superfície do pavimento[23]descreve uma fenda como uma linha de fratura visível que aparece na superfície do pavimento. O aparecimento de fissuras na superfície do pavimento pode ser atribuído a várias causas:

- Quando a fendilhação resulta da formação de fendas nas camadas inferiores do pavimento, como as camadas de sub-base ou a base da camada de desgaste, que sobem até à superfície do pavimento, este fenómeno é designado por deterioração estrutural. Neste caso, os defeitos nas camadas subjacentes afectam diretamente a superfície do pavimento, comprometendo a sua estabilidade e durabilidade.
- Por outro lado, quando a fissura se inicia na superfície do pavimento e apenas atravessa a camada superior sem afetar as camadas subjacentes, é conhecida como deterioração superficial. Este tipo de fissuração pode resultar de vários factores, como tensões térmicas, fadiga ou ciclos de gelo-degelo. Embora de menor profundidade, este tipo de fendilhação pode, no entanto, comprometer a integridade do pavimento ao permitir a penetração da água e dos agentes atmosféricos nas camadas subjacentes, acelerando assim o processo de deterioração.

Em suma, a distinção entre a deterioração estrutural e a deterioração superficial das fissuras nos pavimentos é importante para compreender os mecanismos de deterioração e desenvolver estratégias de manutenção e reparação adequadas. A gestão eficaz destas fissuras é essencial para garantir a durabilidade e a segurança das estradas e auto-estradas.

VII.1 Diferentes tipos de danos no pavimento :

VII.1.1 Deformações:

- ❖ **Afundamento de margens :**

Assentamento do pavimento no bordo, formando por vezes uma depressão acompanhada de uma protuberância de material ao longo do pavimento, como ilustrado na figura abaixo. As causas possíveis desta deformação incluem a fadiga do pavimento devido a uma espessura ou qualidade insuficientes dos materiais, bem como a um calço insuficiente no bordo. Esta deterioração é frequentemente agravada pela presença de água, que fica retida na depressão.

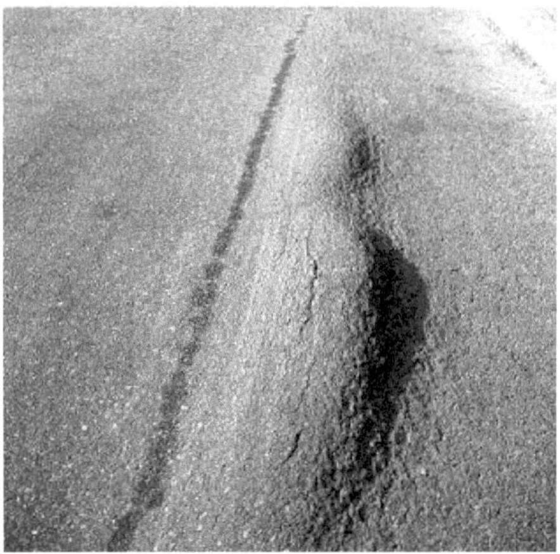

Figura 33Subsidência da margem acompanhada pela formação de um talão[24]

❖ **Flache** :

Assentamento no meio do pavimento, muitas vezes de forma arredondada, como ilustrado na figura abaixo. A causa possível desta deformação no caso dos pavimentos flexíveis é a fadiga devida a um defeito de capacidade de suporte localizado no solo, por exemplo, uma bolsa de argila húmida.

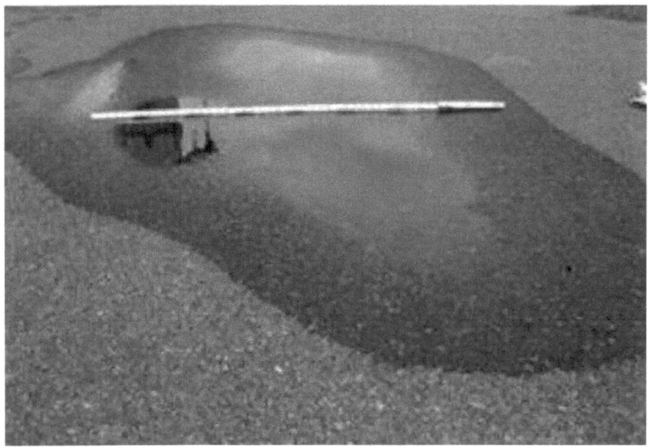

Figura 34Depressão em pavimento de asfalto[24]

❖ **Cio :**

As possíveis causas desta deformação são a fadiga do pavimento devido à compactação das camadas inferiores causada pela falta de capacidade de suporte do solo (sulcos de grande raio) ou a fraca estabilidade de um pavimento flexível em declives acentuados, rampas ou zonas de travagem (sulcos de pequeno raio).

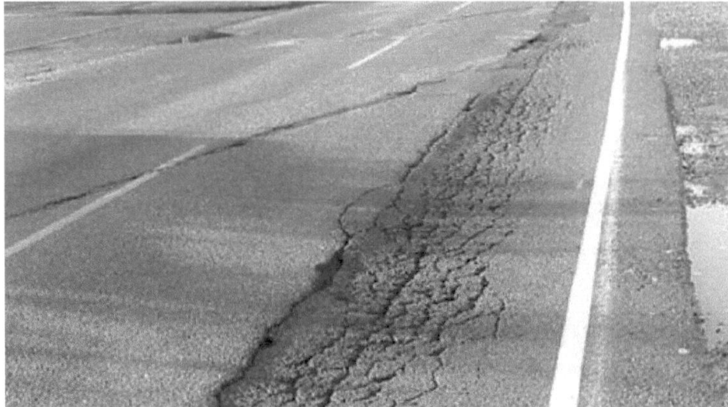

Figura 35Cravação de sulcos no pavimento de asfalto. [24]

VII.1.2 Fissuras :

- **Fissura longitudinal :**

As fissuras longitudinais formam-se na direção do tráfego ou principalmente paralelas ao eixo do pavimento, como mostra a figura abaixo. As possíveis causas destas fissuras são juntas de pavimentação mal construídas, retração da camada de asfalto, ciclos diários de temperatura, fissuras numa camada subjacente que se reflectem no pavimento e segregação longitudinal causada por uma operação incorrecta da pavimentadora.

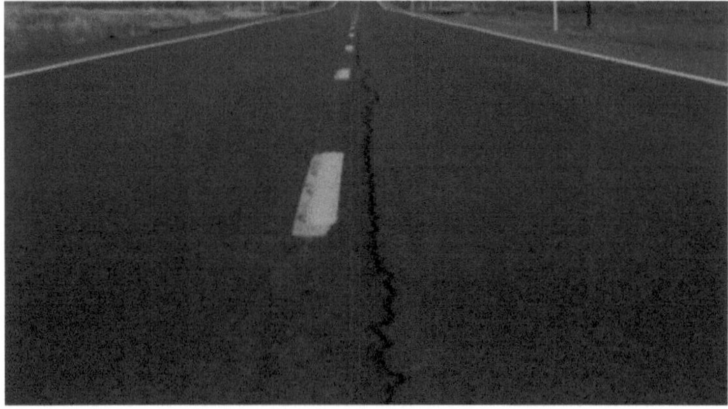

Figura 36 Fissura longitudinal no pavimento[24]

- **Fissuras transversais :**

As fissuras transversais são principalmente perpendiculares ao eixo do pavimento ou à direção de assentamento, como mostra a figura abaixo. As possíveis causas das fissuras transversais são a contração da superfície do material misturado a quente devido a baixas temperaturas ou o endurecimento do ligante betuminoso.

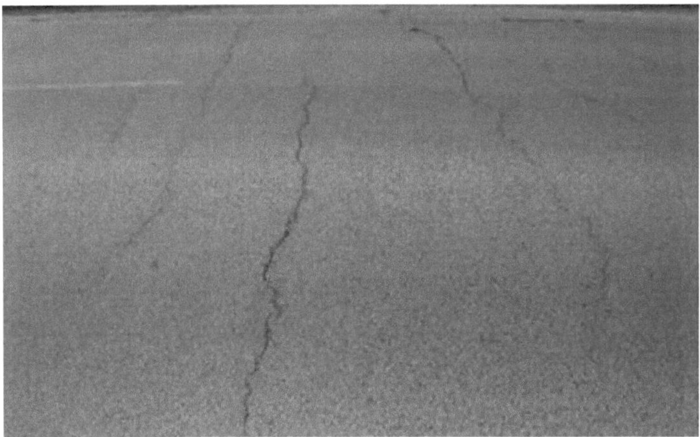

Figura 37Fissura transversal no pavimento[24]

- **Crackling** :

Um grupo de fissuras mais ou menos espaçadas formando uma malha, como mostra a figura abaixo. As condições climatéricas extremas e os veículos muito carregados são as principais causas das fissuras de fadiga e/ou uma camada de desgaste e uma camada de base fracas e finas também contribuem para o aparecimento de fissuras. Estas fissuras podem levar a falhas estruturais e à entrada de água através das fissuras, que podem depois degradar-se e formar buracos.

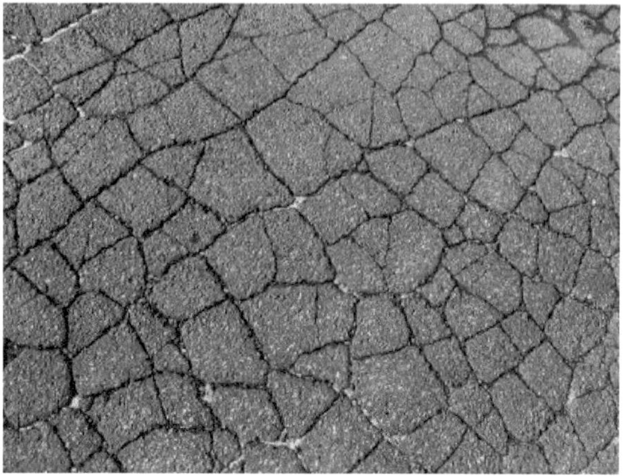

Figura 38Fissuração em pavimento de asfalto[24]

VII.1.3 Extensões :

- **Buraco :**

Os buracos são depressões em forma de taça na superfície da estrada, como mostra a figura abaixo. Têm geralmente dimensões variáveis e bordos irregulares. Desenvolvem-se em estradas com uma camada de desgaste fina. São geralmente causados pelo aumento da fissuração. São uma das principais causas de acidentes, nomeadamente em condições de fraca visibilidade. Os buracos provocam igualmente uma deterioração suplementar ao recolherem a água da chuva, que se infiltra diretamente na camada de sub-base. As causas possíveis dos buracos são as seguintes

- ✓ Deterioração contínua, como o descongelamento de uma plataforma congelada ou a formação de fissuras.
- ✓ Pontos fracos na camada de base ou na camada de sub-base.

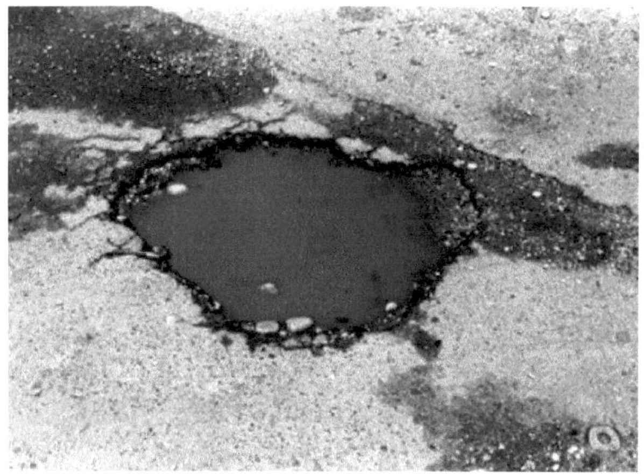

Figura 39 Buraco em pavimento de asfalto[24]

- **Pelade :**

O descolamento é o arrancamento da camada superficial em manchas inteiras, como mostra a figura abaixo. As causas possíveis incluem defeitos na camada de ligação, tais como ausência de camada de ligação, subdosagem, escolha incorrecta do tipo de ligante, dosagem incorrecta do ligante e preparação inadequada do ligante. As condições climatéricas durante a aplicação também podem desempenhar um papel importante. Além disso, um substrato excessivamente deformável ou tensões excessivas na interface podem contribuir para a deterioração.

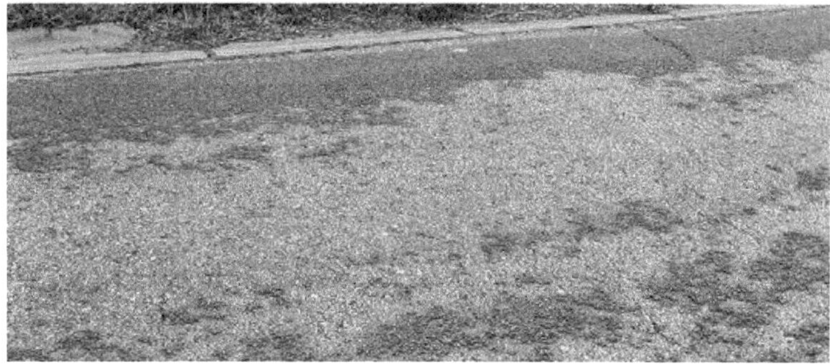

Figura 40Descascamento do pavimento de asfalto[25]

- **Plumagem :**

A plumagem é o arrancamento gradual das aparas de um revestimento de superfície, como mostra a figura abaixo. As causas potenciais da deterioração incluem a subdosagem de ligante quando o revestimento de superfície é aplicado, condições atmosféricas desfavoráveis, tais como temperaturas demasiado baixas ou chuva durante a aplicação, utilização de aparas sujas, compactação insuficiente, espalhamento de um ligante inadequado e regresso demasiado rápido ao tráfego. Esta deterioração é frequentemente observada em zonas húmidas ou sombreadas, onde pode ser necessária uma dose excessiva de ligante para reforçar a resistência do pavimento.

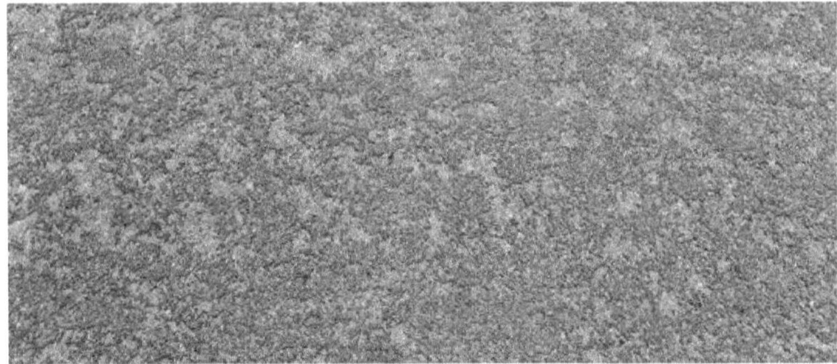

Figura 41Plumagem ao nível do pavimento de asfalto[25]

- **Decapagem:**

Degradação do mástique (ligante e finos) em torno dos agregados de uma camada de desgaste, como mostra a figura abaixo. As causas potenciais desta degradação incluem o envelhecimento do ligante, a ação dos sais de degelo, a limpeza dos agregados ou da areia, a temperatura da mistura asfáltica no momento do assentamento superior à especificada, falhas de compactação (por exemplo, assentamento durante uma queda de temperatura).

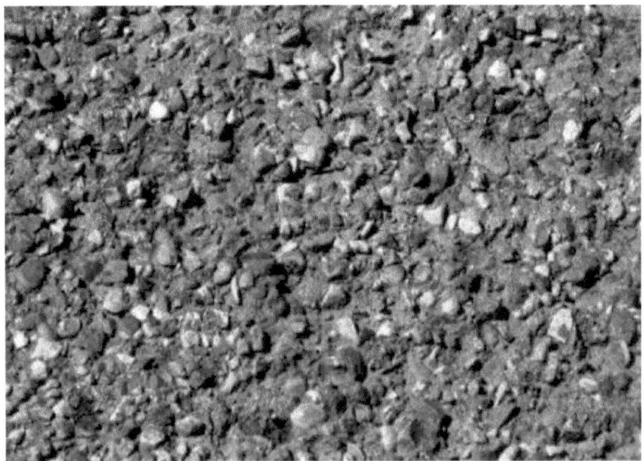

Figura 42Revestimento de um pavimento de asfalto[24]

VII.1.4 Os Remontées :

- **Ensaios de penetração**

Estado de um reboco caracterizado pela ascensão do ligante em placas que cobrem a totalidade ou parte dos agregados, como ilustrado na figura abaixo. As causas potenciais desta deterioração incluem a sobredosagem de betume em aplicações de emulsão parcial ou rebocos, ou a incorporação de agregados num substrato betuminoso demasiado "mole" ou demasiado "gorduroso" (asfalto com demasiado mástique).

Figura 43Ensaio de penetração de corante em pavimentos de asfalto[25]

VII.2 Utilização da mecânica da fratura para o estudo da propagação de fissuras em materiais betuminosos :

Vários investigadores têm explorado o comportamento dos materiais betuminosos face à fendilhação, aplicando os princípios da mecânica da fratura. Apresentam-se de seguida alguns exemplos de ensaios de propagação de fendas em materiais betuminosos.

VII.2.1 Ensaio de flexão de 3 pontos (SENB) :

O ensaio de flexão em três pontos, também conhecido como ensaio de viga entalhada de aresta simples (SENB), é um método essencial para exercer tensão sobre um provete em flexão assente em dois apoios, com uma carga aplicada a igual distância dos dois pontos de apoio. Vários factores cruciais justificam a utilização deste ensaio.

Em primeiro lugar, a dimensão da viga utilizada no ensaio SENB é decisiva porque permite obter um ligamento substancial, ou seja, uma zona de propagação de fissuras significativa. Este ligamento alargado é essencial para obter dados exactos sobre a resistência dos materiais à fissuração.

Em segundo lugar, outro aspeto crucial é a capacidade do ensaio SENB para induzir falhas de modo misto. A configuração básica deste ensaio pode ser facilmente adaptada para ensaiar materiais em condições de modo misto (Modo I e Modo II), bastando ajustar o entalhe inicial localizado na linha central da viga. Esta capacidade é de particular importância na análise de pavimentos betuminosos. De facto, neste contexto, as cargas críticas resultam frequentemente de uma combinação de tensões térmicas (tensão) e de tensões induzidas pelo tráfego rodoviário (tensão devida à flexão e ao corte).

Por conseguinte, a capacidade do ensaio SENB para caraterizar a falha de modo misto é particularmente relevante para os estudos de pavimentos e deve ser explorada mais pormenorizadamente em investigação futura.

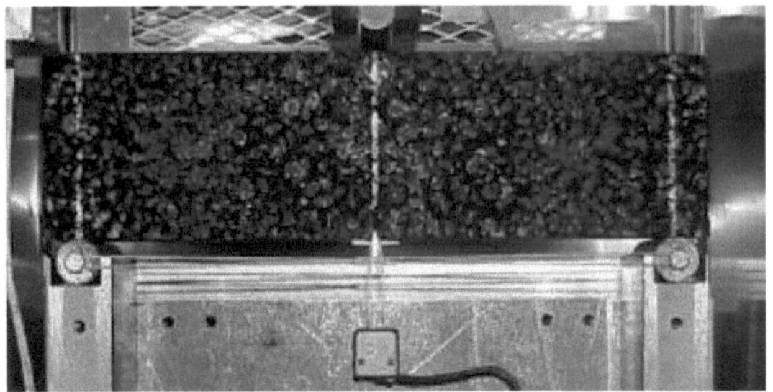

Figura 44 Configuração de um ensaio de flexão de 3 pontos numa mistura de asfalto[26]

VII.2.2 Ensaio de flexão em 4 pontos (FBNFT) :

O ensaio de flexão de quatro pontos, conhecido pelo seu acrónimo FBNFT (Four Points Bending Notched Fracture Test), é um método de carregamento de um provete em flexão sobre dois apoios, com uma carga aplicada em dois pontos simétricos em relação ao ponto médio entre os dois apoios. Tal como o ensaio de flexão em três pontos (SENB), o ensaio de flexão em quatro pontos cria uma zona de propagação de fendas significativa e oferece a possibilidade de induzir uma rotura de modo misto.

A principal distinção entre os ensaios de flexão de quatro pontos e de três pontos é o facto de existir um momento constante entre os dois apoios superiores no caso dos primeiros. Esta caraterística promove uma propagação de fendas mais estável e controlada ao longo do ensaio.

É de notar que esta maior estabilidade da fenda pode fornecer dados mais fiáveis ao analisar as propriedades de fenda e fratura dos materiais. Além disso, a capacidade de induzir a fratura de modo misto continua a ser um aspeto essencial do ensaio, tornando-o um método versátil para caraterizar o comportamento dos materiais sob tensões de flexão complexas.

Além disso, o ensaio FBNFT também oferece a possibilidade de estudar o efeito de diferentes parâmetros de ensaio, tais como a carga aplicada, a geometria do provete, a velocidade de carregamento, etc., na propagação de fendas e na resistência à fratura dos materiais. Esta capacidade de análise aprofundada proporciona uma melhor compreensão dos mecanismos pelos quais os materiais falham e ajuda a orientar o desenvolvimento de materiais mais fortes e duráveis numa variedade de aplicações.

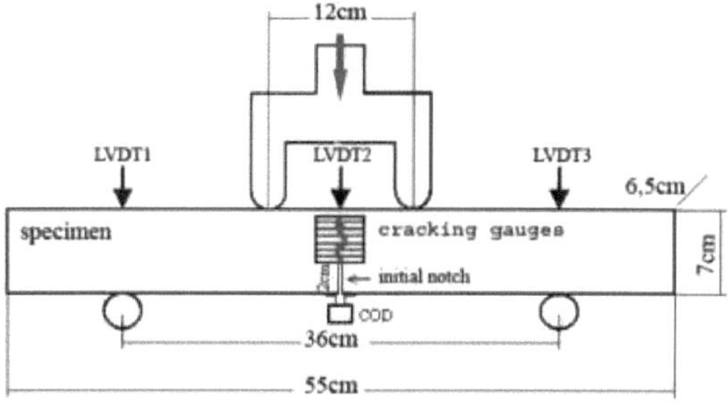

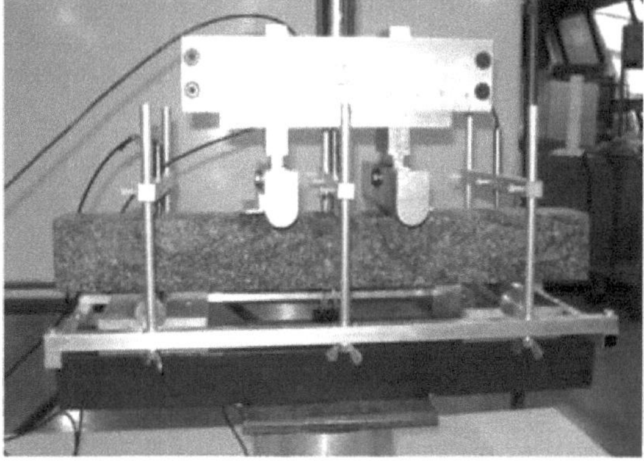

Figura 45Ensaio de flexão em 4 pontos num provete entalhado da ENTPE[27]

VII.2.3 Teste SCB

O ensaio SCB, ou Semi-Circular Bending Test, é um método de ensaio utilizado para avaliar a resistência à propagação de fissuras em materiais, nomeadamente materiais compósitos e materiais betuminosos. Este ensaio é particularmente comum em pavimentos asfálticos.

No ensaio SCB, um provete semicircular é primeiro entalhado num dos lados para criar uma fenda inicial. Esta fenda é frequentemente feita com precisão para garantir condições de fissuração reproduzíveis. O espécime é então sujeito a uma carga de flexão aplicada a dois pontos de apoio localizados em lados opostos da fenda. Esta configuração de carga faz com que o espécime se flexione e a fenda se propague através do material.

Durante o ensaio SCB, a força aplicada e a deformação resultante são medidas para caraterizar a resistência à propagação de fissuras do material em ensaio. Os dados obtidos são utilizados para determinar parâmetros de tenacidade à fratura, tais como a resistência à propagação de fendas e a energia de fratura. Estes parâmetros são essenciais para a avaliação do desempenho dos materiais e para a conceção de estruturas resistentes à fissuração. O quadro seguinte resume os elementos-chave de cada norma de ensaio SCB. Cada norma especifica diferentes configurações de provetes, tais como o comprimento e a espessura do entalhe, necessários para realizar o ensaio.

Em resumo, o ensaio SCB é um importante método de ensaio utilizado para avaliar a resistência à propagação de fissuras em materiais, particularmente em misturas de asfalto. Caracteriza as propriedades de resistência à fratura do material e fornece informações valiosas para a conceção e otimização de estruturas.

Mesa 16Resumo dos elementos-chave de cada norma de ensaio do SCB[28].

Padrão	EN 12697-44:2010	AASHTO TP 105-13	ASTM D8044-16	AASHTO TP 124-18
Ano da proposta	2010	2013	2016	2018
Objetivo do ensaio	Avaliação do potencial de propagação de fissuras	Determinar a energia de rutura (G), a tenacidade (K) e a rigidez (S) para a conceção a baixa temperatura no guia de conceção mecanicista Guia para o projeto mecanicista e empírico de pavimentos	Avaliação da resistência à fissuração de misturas betuminosas a temperaturas intermédias	Avaliar as propriedades de resistência à rotura das misturas de asfalto a temperaturas como parte do processo de aprovação da mistura. processo de aprovação de misturas
Temperatura de ensaio	Abaixo de zero	Abaixo do limite do grau de desempenho (PG) do do ligante utilizado + 22 °C	5-35 °C	25 °C
Indicador	Resistência à tração/ Resistência à fratura	G, K, S	Energia de deformação crítica Integral J	Índice de flexibilidade *FI*
Diâmetro da amostra/ comprimento do respiradouro	150/10	150/15	150/25, 32, 38	150/15
Espessura da amostra (mm)	50 ± 3	24.7 ± 2	Amostra de laboratório: 57 mm, núcleos de pavimento: espessura mínima da camada de pavimento de 38 mm.	Amostra de laboratório: 50 mm. núcleos de pavimento: mínimo 25 mm
Taxa de carregamento	5 mm/min	0,0005 mm/s (0,03 mm/min)	0,5 mm/min	50 mm/min

VIII. Estudo da fissuração de misturas betuminosas em diferentes troços rodoviários através da tomografia de resistividade eléctrica.

Com base no que precede, a exposição contínua dos pavimentos asfálticos a variações climáticas sazonais, combinada com a carga repetida dos veículos e a infiltração de água através de fissuras, pode resultar em estruturas de pavimento enfraquecidas e saturadas, reduzindo a vida útil dos pavimentos asfálticos. [29]. Além disso, os atrasos na renovação dos pavimentos favorecem a infiltração de humidade, o que altera a estrutura interna dos pavimentos asfálticos e reduz a sua capacidade de carga [30]. Isto, por sua vez, acelera a deterioração dos pavimentos, conduzindo inevitavelmente a custos de reparação mais elevados, o que pode afetar o orçamento do departamento de transportes de um Estado.

Para tal, é essencial compreender a dinâmica da humidade e da circulação da água no solo de suporte do pavimento após o inverno, um dos principais factores que contribuem para a ocorrência de danos e fissuração nos pavimentos asfálticos. Para tal, é necessária a aplicação de um método não invasivo capaz de monitorizar in situ a dinâmica de fendilhação em pavimentos betuminosos.

Orlando et al.[31] efectuaram uma avaliação de vários métodos geofísicos para diagnosticar um pavimento rígido de aeroporto. Utilizaram técnicas electromagnéticas (EM) e de radar de penetração no solo (GPR) para gerar imagens de alta resolução do pavimento. Além disso, a tomografia de resistividade eléctrica (ERT) foi utilizada para identificar definitivamente as áreas de anomalia. Além disso, foi efectuado um estudo tomográfico sísmico para recuperar as propriedades mecânicas do pavimento, incluindo dados de ondas P e S, permitindo a determinação de constantes elásticas, incluindo o rácio de Poisson. Alsharahi et al. [32] utilizaram uma combinação de levantamento Georadar (GPR) e simulação de elementos finitos em diferentes domínios temporais (FDTD) para avaliar e identificar os factores responsáveis pelo colapso de estradas no norte de Marrocos. Chambers et al. [33] investigaram a dinâmica da humidade interna de um aterro ferroviário utilizando medições de resistividade 2D e 3D. Utilizando secções 2D e tomogramas 3D, conseguiram seguir o desenvolvimento de frentes de humidade sazonais com elevada precisão espacial. Avaliaram as distribuições de humidade nos lados, no topo e na base do aterro. Haryati e Alicia [34] estudaram as condições do subsolo em secções de pavimento danificadas e não danificadas utilizando medições de resistividade eléctrica em condições reais de campo. A resistividade eléctrica das superfícies de pavimento danificadas e não danificadas foi medida e analisada, centrando-se especificamente em três tipos de defeitos: fissuras de canalização na zona de estacionamento dos autocarros, sulcos e buracos ao longo da estrada de acesso e fissuras transversais na zona de estacionamento dos automóveis. Os resultados deste estudo indicam variações nos valores de resistividade eléctrica entre os diferentes tipos de defeitos. Outro estudo efectuado por Neyamadpour [35] utilizou imagens de resistividade eléctrica 2D com uma configuração Wenner-Schlumberger para examinar fissuras numa estrada perto da cidade de Masjed-Soleiman, no Irão. Esta abordagem delineia a extensão vertical das fissuras existentes nas estruturas rodoviárias. Os resultados da inversão revelaram 17 fissuras distintas, com profundidades que variam de 0,5 a 5,5 metros. Além disso, num estudo realizado por Jackson et al. [36]a imagem de resistividade eléctrica 2D foi utilizada para monitorizar a evolução da distribuição da humidade num aterro rodoviário após a construção do pavimento. Esta observação revelou uma acumulação de humidade na parte inferior do aterro antes de um evento de rutura do talude. Outro estudo efectuado por Rasul et al. [37] analisou a humidade numa secção transversal da autoestrada E18 na Suécia ao longo de um ano, utilizando a tomografia de resistividade eléctrica (ERT) in situ. A linha de medição ERT pré-instalada sob a camada de superfície de asfalto da estrada mostrou uma elevada variação da resistividade em função das condições meteorológicas, do fluxo de água e das actividades de superfície. Diallo et al. [38] realizaram um estudo em Abu Dhabi, combinando a tomografia de resistividade eléctrica (ERT) e a análise de ondas de superfície multicanal (MASW) para caraterizar um estaleiro de construção rodoviária e avaliar a sua infraestrutura. Esta abordagem económica integrou métodos geofísicos e ensaios geotécnicos, proporcionando uma caraterização lateral completa dos materiais do subsolo. Nobahar et al. [39] investigaram falhas nos taludes de aterros de auto-estradas no Mississipi, construídos com argila Yazoo altamente retrátil, resultantes de factores geotécnicos, climáticos e ambientais. Este facto coloca problemas de manutenção ao Departamento de Transportes do Mississipi. Foram exploradas várias abordagens, incluindo imagens de resistividade eléctrica (ERI) e modelação por elementos finitos (FEM). Foram utilizadas imagens de drone e de ERI para localizar áreas problemáticas em quatro aterros falhados. Os resultados deste estudo fornecem dados cruciais para a avaliação preventiva do colapso de aterros, melhorando a compreensão dos mecanismos de falha, identificando parâmetros contribuintes, informando a tomada de decisões e selecionando técnicas de estabilização, melhorando assim a manutenção e a sustentabilidade das infra-estruturas de transportes.

Com base em estudos anteriores, esta investigação utilizou um método não destrutivo chamado Tomografia de Resistividade Eléctrica (TRE) para mapear a distribuição espacial das propriedades eléctricas do solo sob as superfícies das estradas. A TRE caracteriza-se pelo seu baixo custo, facilidade de utilização e, acima de tudo, pelo seu carácter não destrutivo [40]. É também particularmente adequada para investigações a pouca profundidade [41] e é promissora devido à sua capacidade de detetar variações litológicas [42]. Além disso, também pode ser utilizada para visualizar alterações na humidade do solo, aplicando relações petrofísicas adequadas que relacionam a resistividade com a saturação [43,44].

Para este fim, a ERT está a ser aplicada a quatro secções de estrada separadas, cada uma mostrando diferentes tipos de fissuras e danos no pavimento de asfalto, em diferentes intervalos de tempo, antes e durante a época de inverno. Os resultados das investigações ERT serão complementados por avaliações visuais da deterioração do pavimento asfáltico e por recolha de amostras.

Assim, o principal objetivo deste estudo é investigar a relação entre a resistividade eléctrica do solo e os tipos específicos de fissuração observados em pavimentos betuminosos. Além disso, o estudo pretende avaliar o impacto da dinâmica da humidade e da circulação da água no solo que suporta o pavimento, particularmente durante o inverno, de modo a obter uma compreensão mais profunda dos factores que influenciam a durabilidade das estradas, particularmente no contexto marroquino. Os resultados desta investigação têm o potencial de melhorar as práticas de manutenção e construção de estradas, promovendo assim o desenvolvimento de infra-estruturas mais resilientes e sustentáveis.

VIII.1 Levantamento visual dos vários tipos de danos em diferentes troços de estrada:

VIII.1.1Route Régionale 707 entre Elhajeb e Ifrane :

VIII.1.1.1 Localização do troço de estrada a inspecionar visualmente :

O troço de estrada em observação estende-se por 36 quilómetros ao longo da RR707 entre Elhajeb e Ifrane, como mostra a figura acima. O seu ponto de partida, assinalado com PK 0 para o inquérito, situa-se em Elhajeb, enquanto o seu ponto de chegada se situa em Ifrane. Esta secção tem um AADT (censo de tráfego de 2021) de 3008 veh/d, com uma percentagem de veículos pesados de 9,28% e uma taxa de crescimento do tráfego de 4%, de acordo com o manual de censo de 2021 elaborado pela Direção de Estradas.

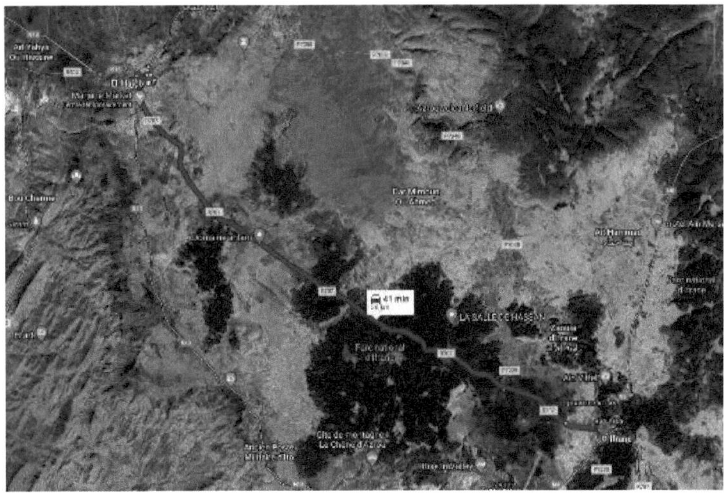

Figura 46Localização do troço de estrada abrangido pelo inquérito visual

VIII.1.1.2 Levantamento visual dos danos no troço de estrada objeto do levantamento visual :

Uma inspeção visual da estrada revelou o seguinte:

- ✓ A camada de desgaste da estrada é de asfalto e é marcada pela presença de fissuras em alguns pontos (fissuras longitudinais - início de fissuração - fissuração).
- ✓ As bermas da EM estão ligeiramente erodidas e desniveladas em relação à faixa de rodagem.

Verificamos que a faixa de rodagem foi recentemente objeto de trabalhos de manutenção, estendendo-se do KP 15 ao KP 36, onde se encontra em bom estado.

Todos os danos estão listados no quadro abaixo:

Tabela 17Danos no troço de estrada RR 707

Secção		Riv e	Ilustração	Comentário
De KP	Na KP			
0+00 0	0+70 0	D+ G	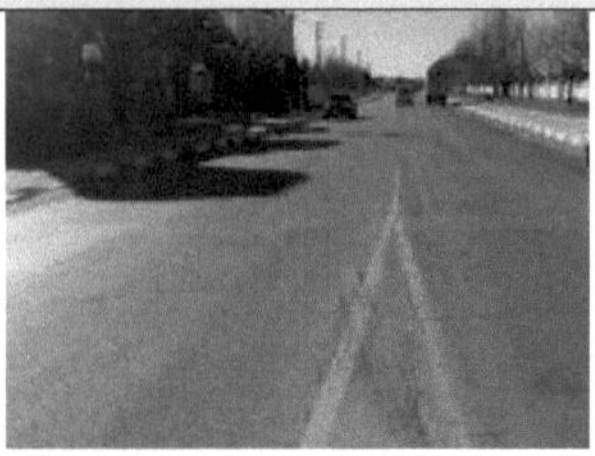	Os danos observados consistem em fissuras, fendas longitudinais e transversais em ambos os lados da faixa de rodagem.
1+70 0	1+80 0	D+ G	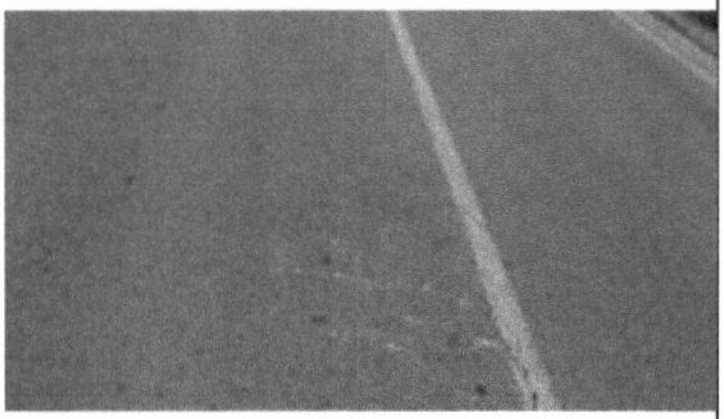	Os danos observados consistem em fissuras ao longo da linha central da estrada.
2+30 0	2+40 0	D+ G	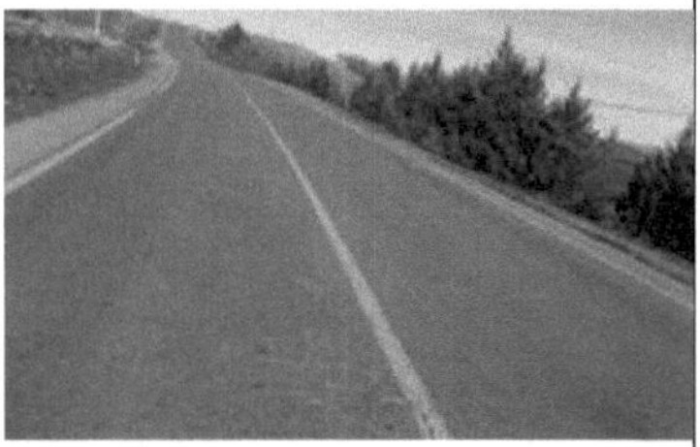	Os danos observados consistem em fissuras ao longo da linha central da estrada.
2+50 0	3+20 0	D+ G	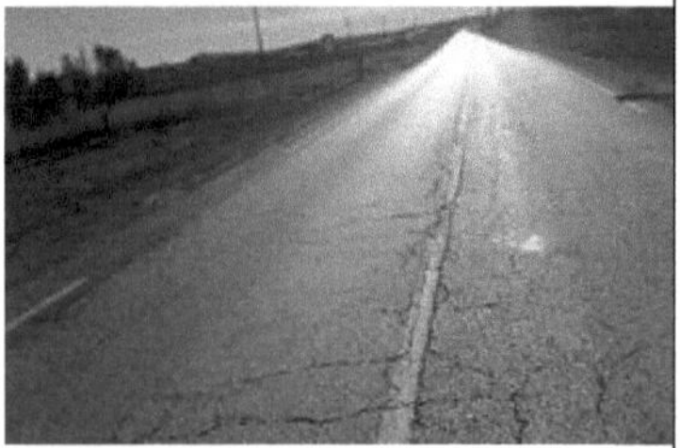	Os danos observados consistem em fissuras em ambos os lados da faixa de rodagem.

Secção		Riv e	Ilustração	Comentário
De KP	Na KP			
3+20 0	3+60 0	D	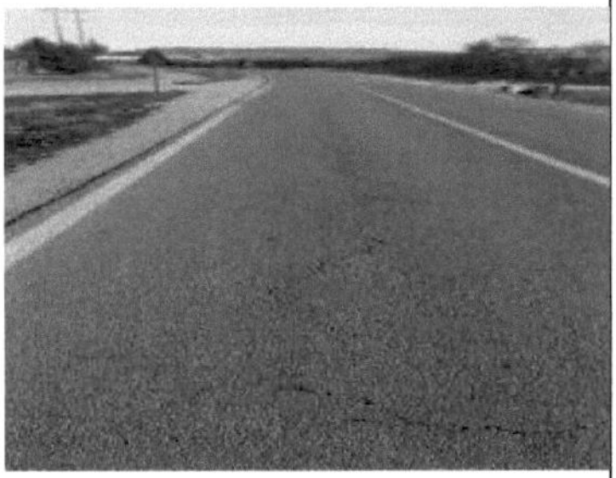	Os danos observados consistem em fissuras no lado direito da faixa de rodagem.
3+70 0	3+90 0	D+ G	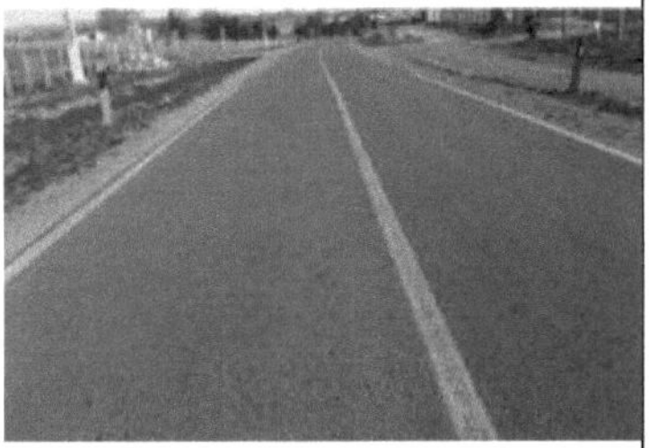	Os danos observados consistem em fissuras em ambos os lados da faixa de rodagem.
4+20 0	4+60 0	G	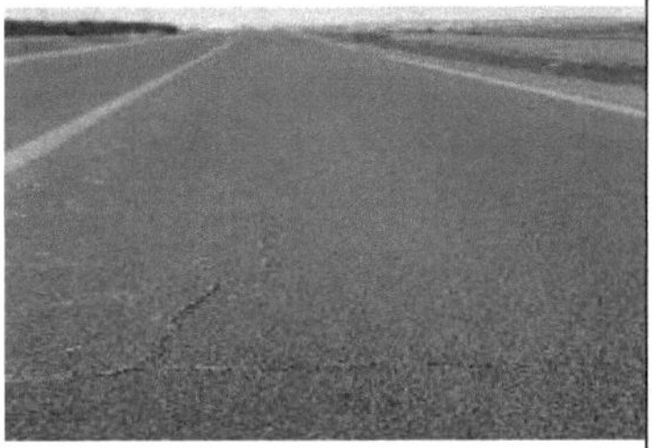	Os danos observados consistem em fissuras e fendas longitudinais e transversais na margem esquerda da faixa de rodagem.

Secção		Rive	Ilustração	Comentário
De KP	Na KP			
5+200	5+800	D+G	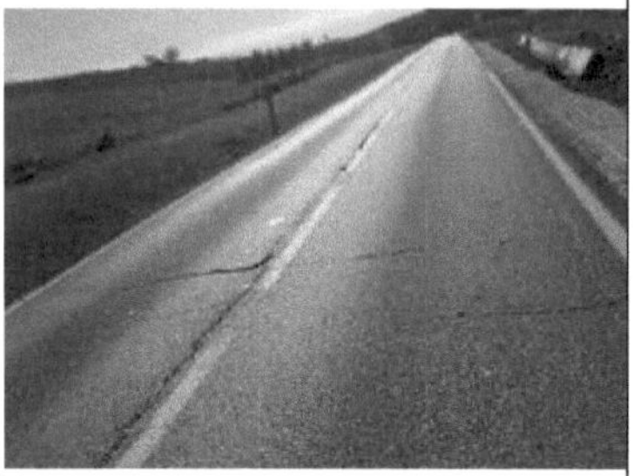	Os danos observados são do tipo fissuração, com fendas longitudinais ao longo do eixo e transversais em ambos os lados da faixa de rodagem.
5+800	6+100	G	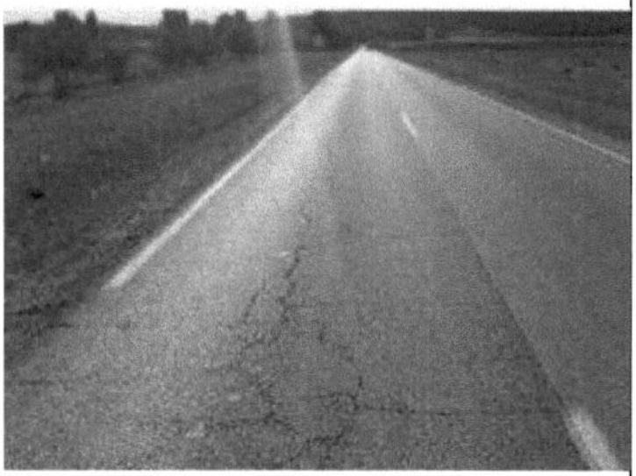	Os danos observados consistem em fissuras na margem esquerda da faixa de rodagem.
6+100	6+800	D+G	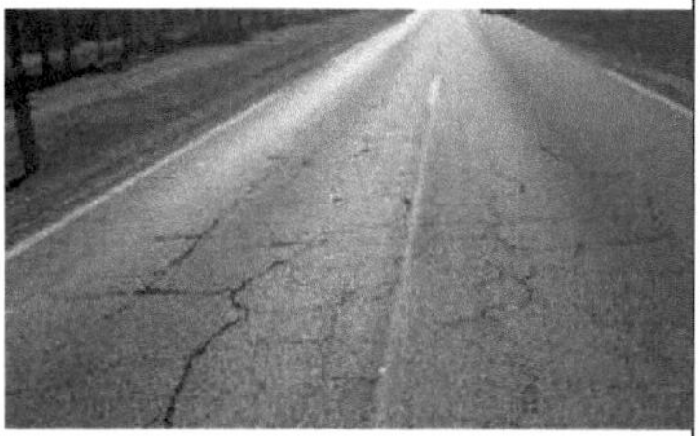	Os danos observados consistem em fissuras, fendas longitudinais e transversais em ambos os lados da faixa de rodagem.
7+200	7+700	G	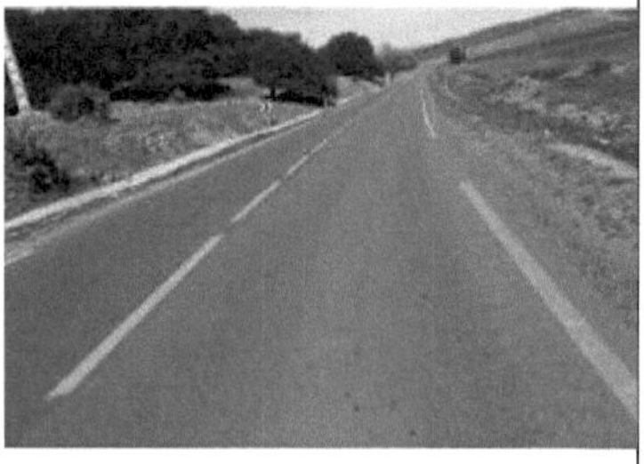	Os danos observados consistem em fissuras na margem esquerda da faixa de rodagem.

Secção		Riv e	Ilustração	Comentário
De KP	Na KP			
7+80 0	7+90 0	D+ G	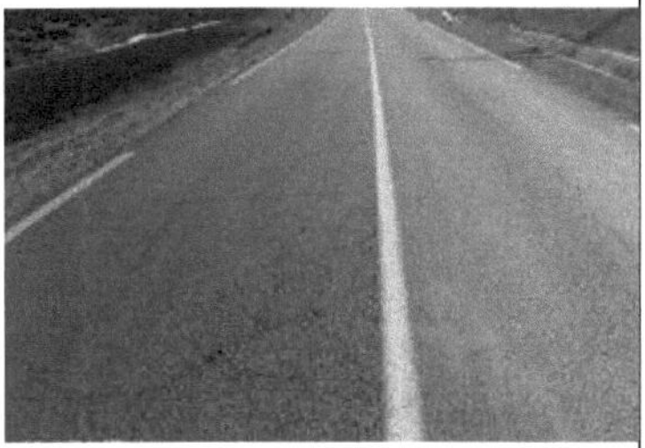	Os danos observados consistem em fissuras em ambos os lados da faixa de rodagem.
8+70 0	8+80 0	D	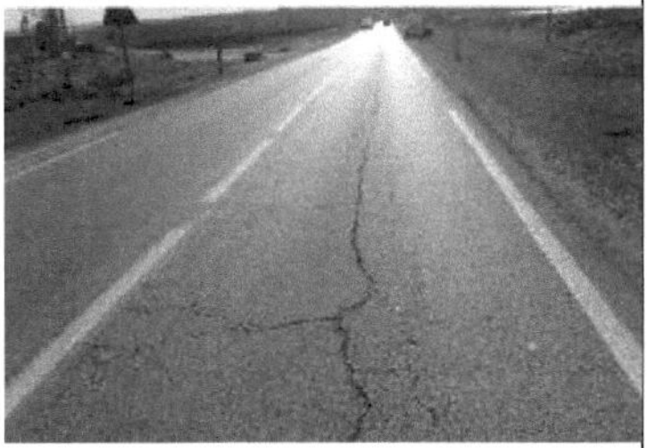	Os danos observados consistem em fissuras e fendas longitudinais no lado direito da faixa de rodagem.
10+0 00	10+4 00	G	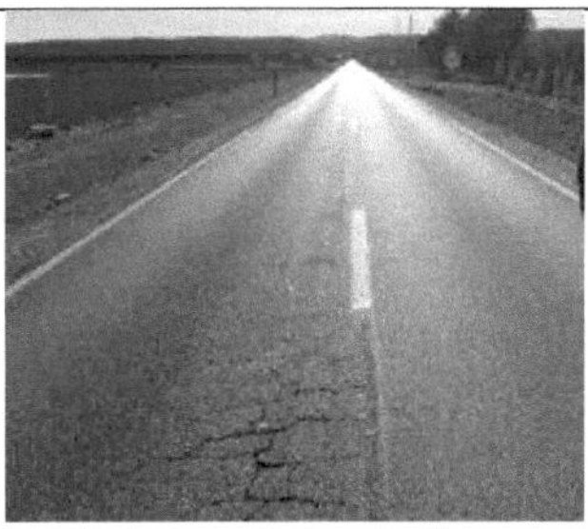	Os danos observados consistem em fissuras na margem esquerda da faixa de rodagem.
10+6 00	11+6 00	D+ G	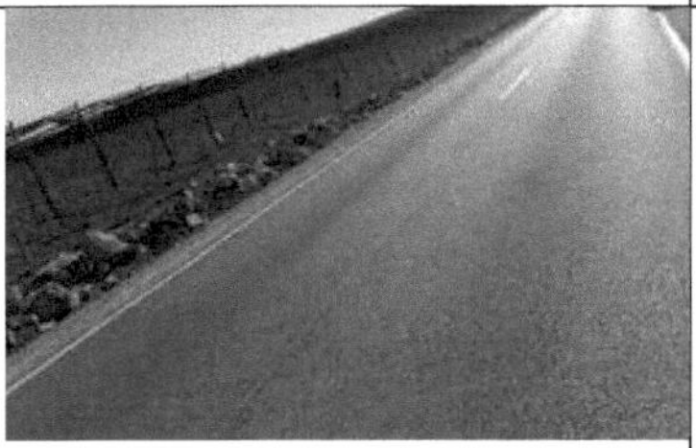	Os danos observados são do tipo "crazing", menos pronunciados, em ambos os lados da faixa de rodagem.

Secção		Riv e	Ilustração	Comentário
De KP	Na KP			
12+9 00	13+2 00	D+ G	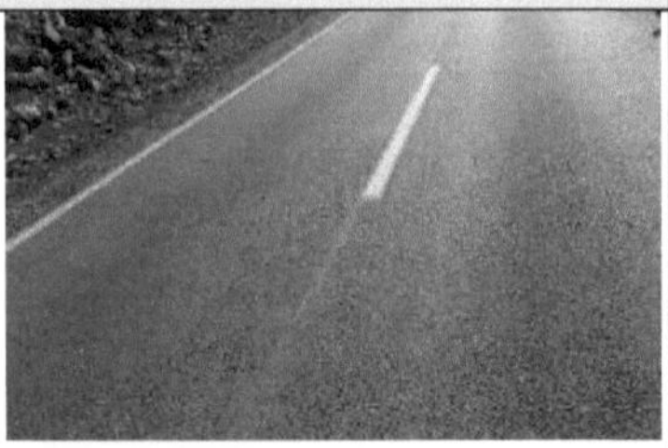	Os danos observados são do tipo "crazing", menos pronunciados, em ambos os lados da faixa de rodagem.
13+2 00	13+4 00	G	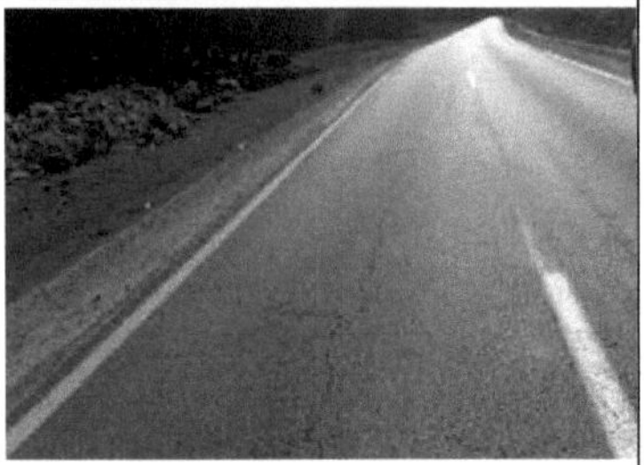	Os danos observados consistem em fissuras e fendas longitudinais na margem esquerda da faixa de rodagem.
13+7 00	14+5 00	D+ G	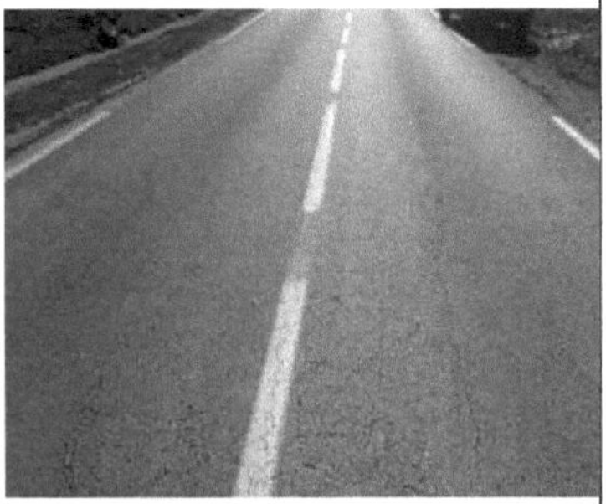	Os danos observados são do tipo "crazing", menos pronunciados, em ambos os lados da faixa de rodagem.

(*) PK: Ponto quilométrico; RD: Margem direita; RG: Margem esquerda

VIII.1.2RN 13 entre Aglmam Sidi Ali e Hjirt:

VIII.1.2.1 Localização do troço de estrada a inspecionar visualmente :

O troço de estrada em observação estende-se por 10 quilómetros na RN 13 entre Aglmam Sidi Ali e Hjirt, como mostra a figura acima. O seu ponto de partida, designado por PK 0 para o inquérito, situa-se em Aglmam Sidi Ali, enquanto o seu ponto de chegada se situa em Hjirt.

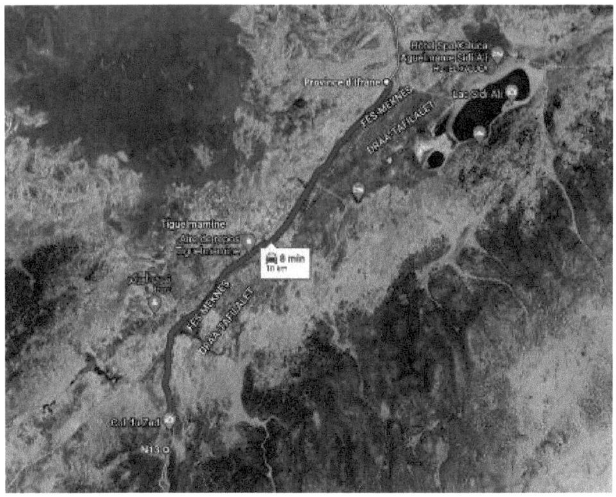

Figura 47Localização do troço de estrada estudado

VIII.1.2.2 Levantamento visual dos danos no troço de estrada objeto do levantamento visual :

Uma inspeção visual da estrada revelou o seguinte:

- ✓ A camada de desgaste da estrada é de asfalto e é marcada pela presença de fissuras (fissuras longitudinais, fissuras transversais e fissuras).
- ✓ Ligeira deformação marcada por bancos desmoronados em alguns sítios.
- ✓ As bermas da EM estão ligeiramente erodidas e desniveladas em relação à faixa de rodagem.

Todos os danos estão listados no quadro abaixo:

Mesa 18 Danos no troço da estrada RN13

Secção		Rive	ilustração	Comentário
De KP	Na KP			
0+000	0+200	G	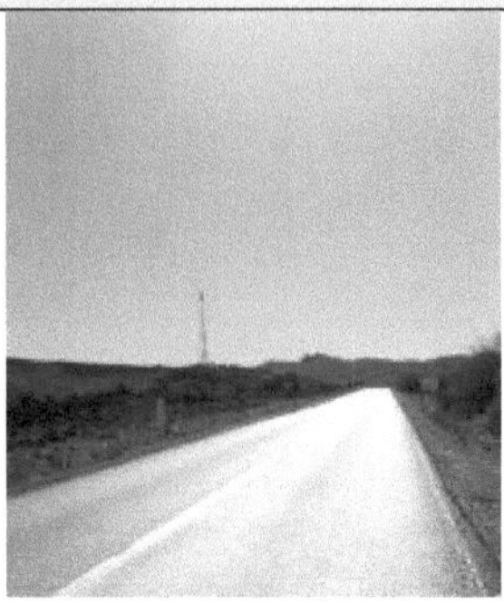	Os danos observados incluem fissuras nos bordos, fissuras longitudinais, etc.
0+300	0+500	D+G	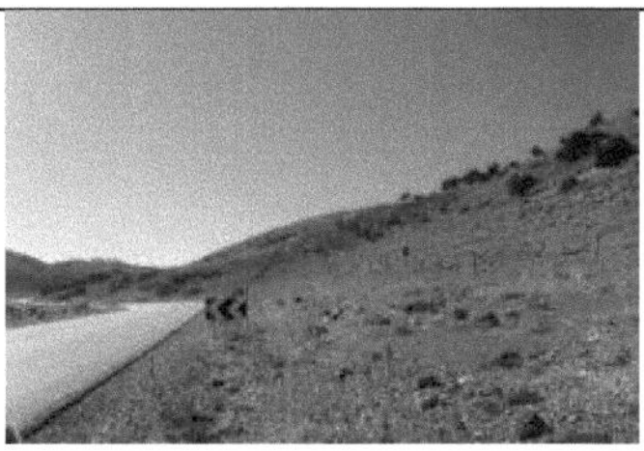	As bermas da EM estão ligeiramente erodidas e desniveladas em relação à faixa de rodagem.
1+500	2+500	D+G	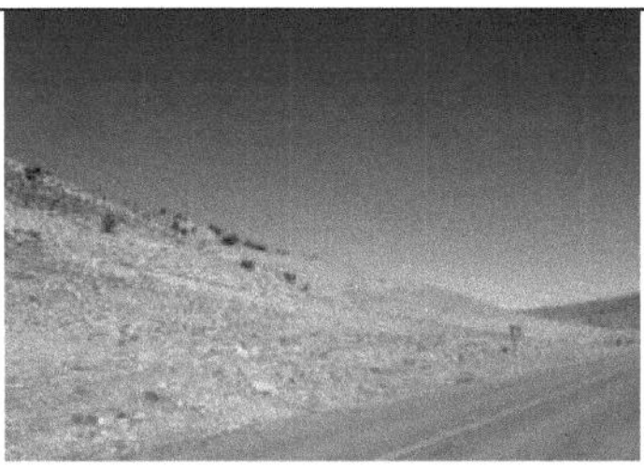	As bermas da EM estão ligeiramente erodidas e desniveladas em relação à faixa de rodagem.
4+000	-	D+G	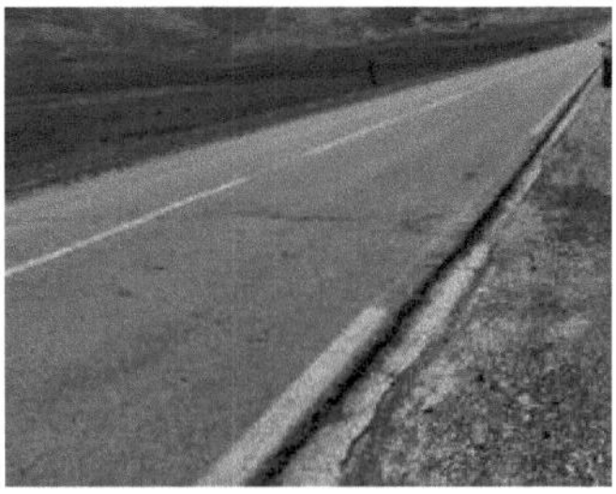	As bermas em EM estão marcadas por uma ligeira erosão. Fissuras transversais.

Secção		Rive	ilustração	Comentário
De KP	Na KP			
4+000	5+000	D+G	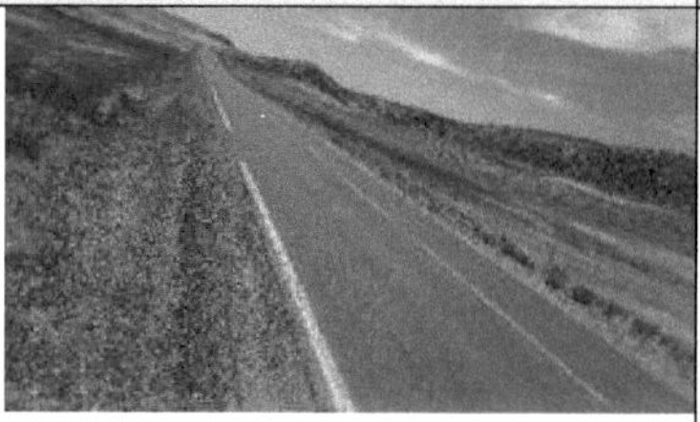	As bermas em EM estão marcadas por uma ligeira erosão. Fissuras transversais. Fissura longitudinal no bordo
5+400	5+300	D+G	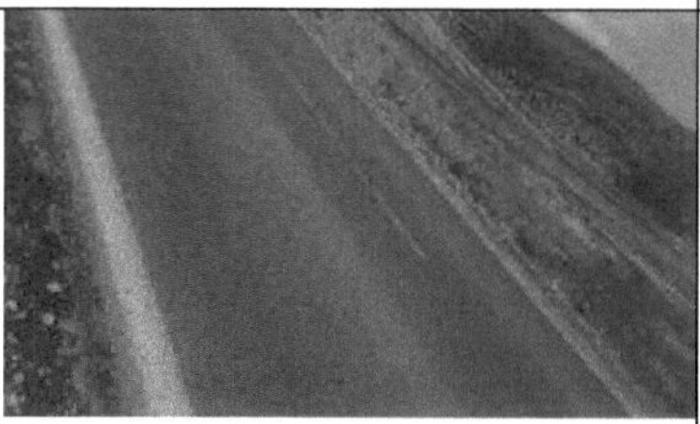	Fenda longitudinal no centro da estrada
6+00	6+300	D+G	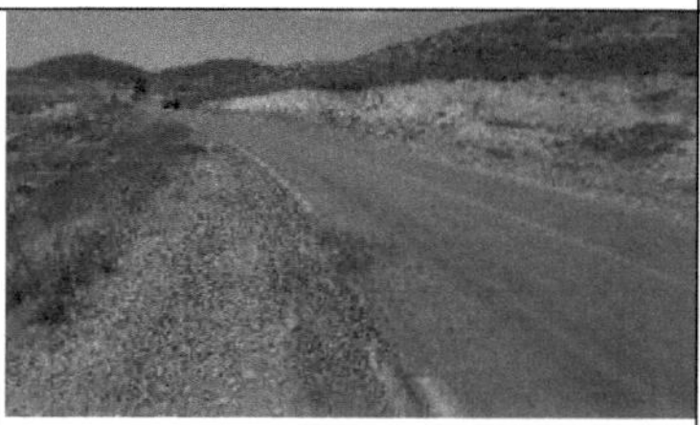	Subsidência da margem e enfraquecimento
			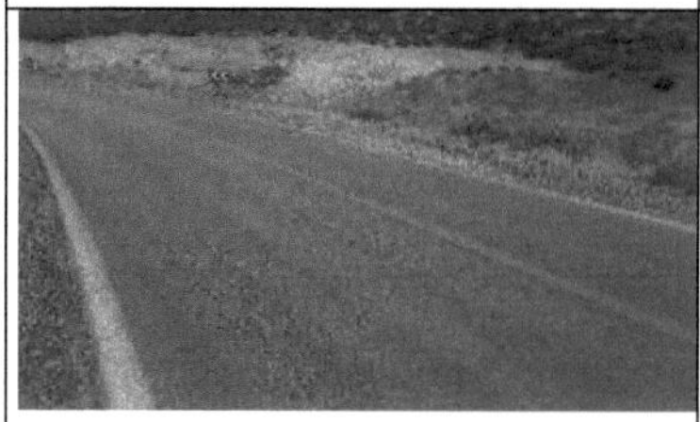	Fissuras transversais.
7+000	8+000	D+G	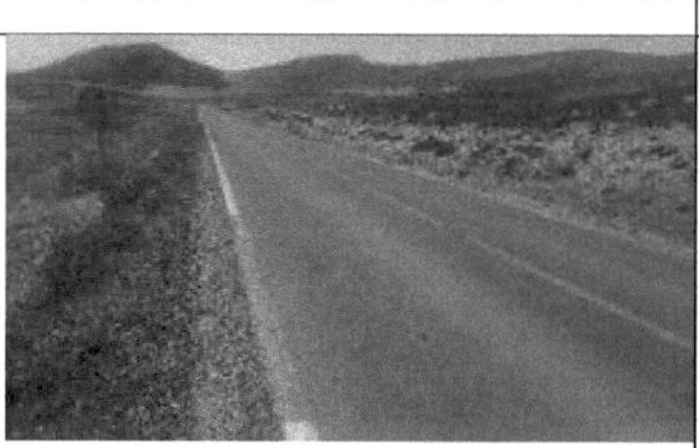	As bermas da EM estão ligeiramente erodidas e desniveladas em relação à faixa de rodagem.

Secção		Rive	ilustração	Comentário
De KP	Na KP			
8+800	-	D	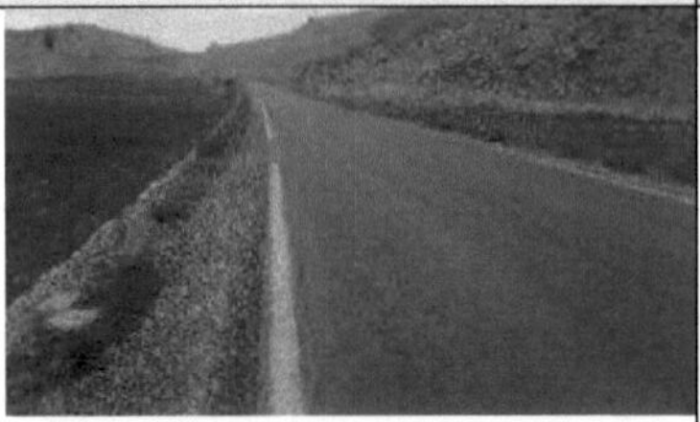	Subsidência da margem direita e fissura longitudinal
9+100	9+200	D	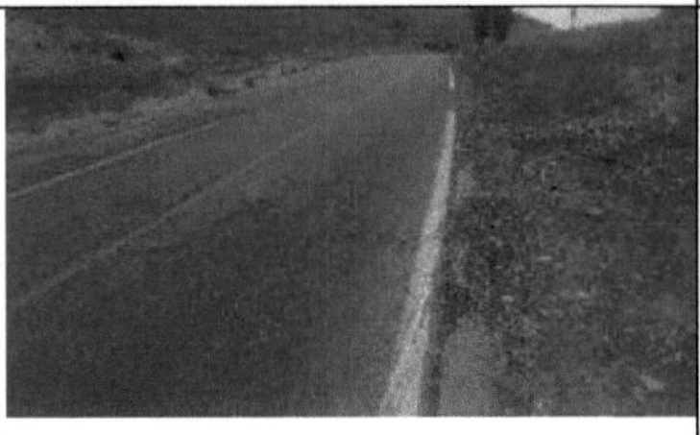	As bermas da EM estão ligeiramente erodidas e desniveladas em relação à faixa de rodagem. Subsidência na margem direita e fissuração transversal no início da fissuração

VIII.1.3Estrada nacional n.º 8 entre Immouzzar e Ifrane :

VIII.1.3.1 Localização do troço de estrada a inspecionar visualmente :

O troço de estrada em observação estende-se por 21,7 quilómetros ao longo da RN 8 entre Immouzzar e Ifrane, como ilustrado na figura acima. O seu ponto de partida, anotado PK 0 para o inquérito, está localizado em Immouzzar, enquanto o seu ponto de chegada está em Ifrane. Esta secção tem um AADT (recenseamento do tráfego de 2021) de 7200 veh/d, com uma percentagem de veículos pesados de 8,96% e uma taxa de crescimento do tráfego de 4%, de acordo com o manual de recenseamento de 2021 elaborado pela Direção de Estradas.

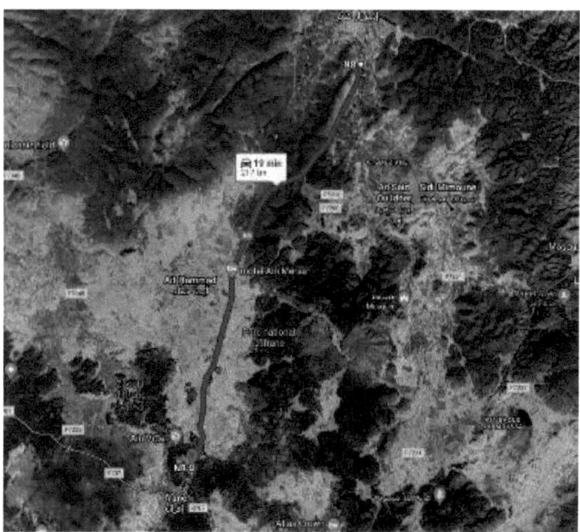

Figura 48Localização do troço de estrada abrangido pelo inquérito visual

VIII.1.3.2 Levantamento visual dos danos no troço de estrada objeto do levantamento visual :

Uma inspeção visual da estrada revelou o seguinte:

- ✓ A camada de desgaste da faixa de rodagem é de asfalto e caracteriza-se pela presença de fissuras (fissuras longitudinais - início de fissuração - fissuração) e pelo afundamento das bermas.
- ✓ As bermas da EM estão ligeiramente erodidas e desniveladas em relação à faixa de rodagem.

Todos os danos estão listados no quadro abaixo:

Mesa 19D anos no troço da estrada RN 8

Secção		Ilustração	Comentário
De KP	Na KP		
0+000	0+500	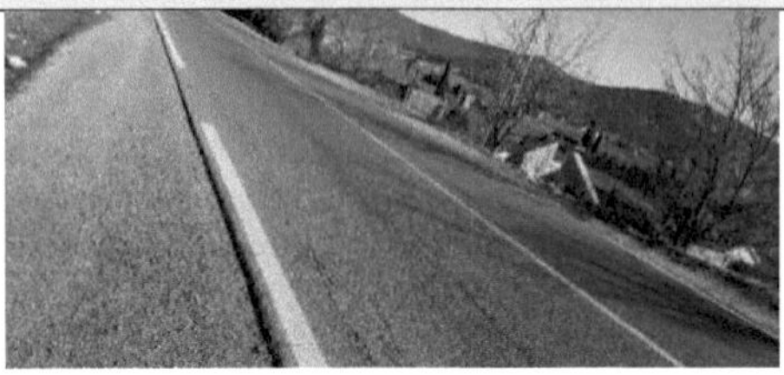	Subsidência da margem direita Crepitação Fissura longitudinal Erosão das bermas
0+750	1+000	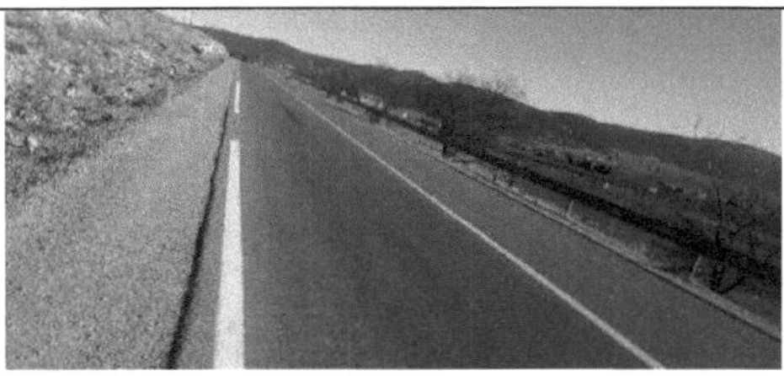	Ligeiro afundamento na margem direita Início de fissuração Erosão das bermas
1+600	1+800	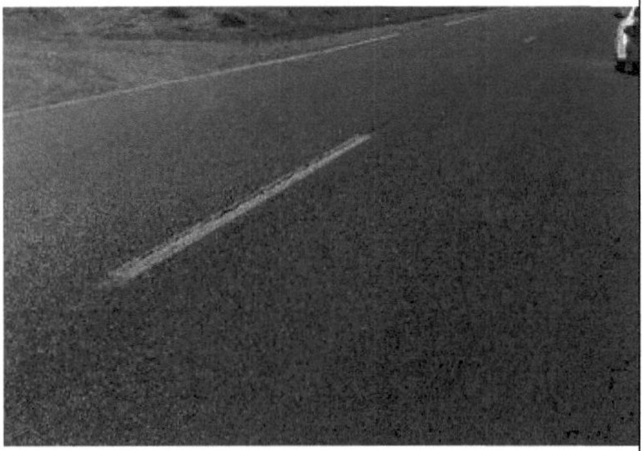	Fissura longitudinal Início de fissuração na margem direita

Secção		Ilustração	Comentário
De KP	Na KP		
1+900	2+050	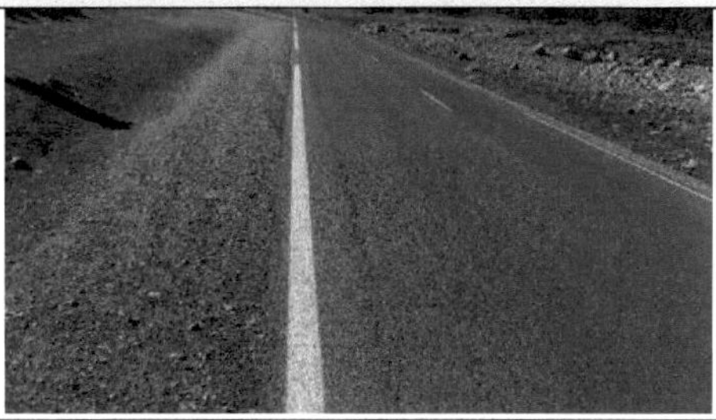	Fissura longitudinal. Início de fissuração na margem esquerda.
2+150	2+300	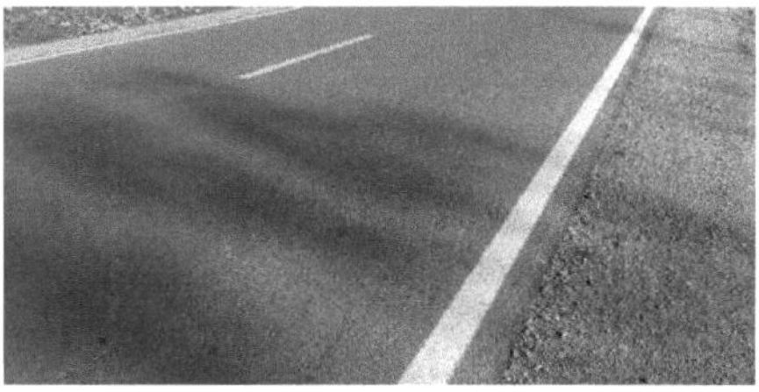	Ligeira fissura longitudinal. Início de fissuração na margem direita. Subsidência do aterro.
3+000	3+100	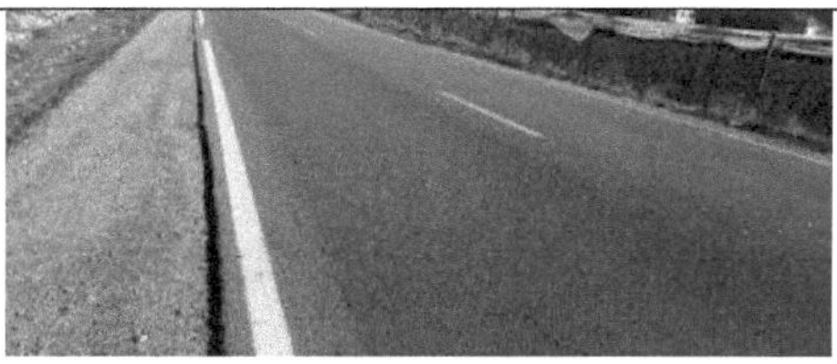	Ligeira fissura longitudinal. Início de fissuração na margem direita. Subsidência do aterro. Erosão das bermas.

Secção		Ilustração	Comentário
De KP	**Na KP**		
3+900	4+150	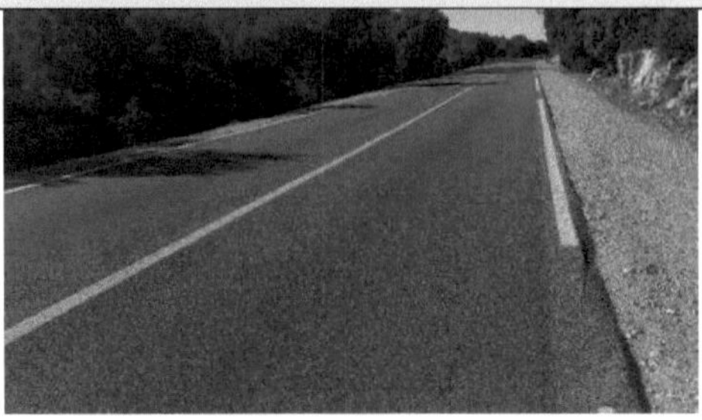	Fissura longitudinal Início de fissuração na margem direita
9+800	10+400	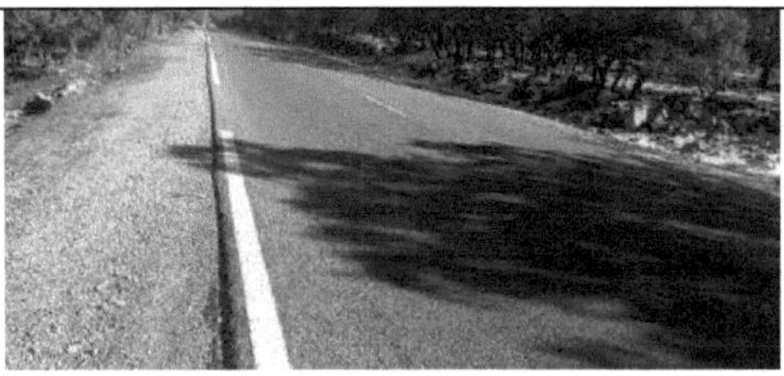	Ligeiro afundamento na margem direita Início de fissuração Fissura transversal
10+600	11+100	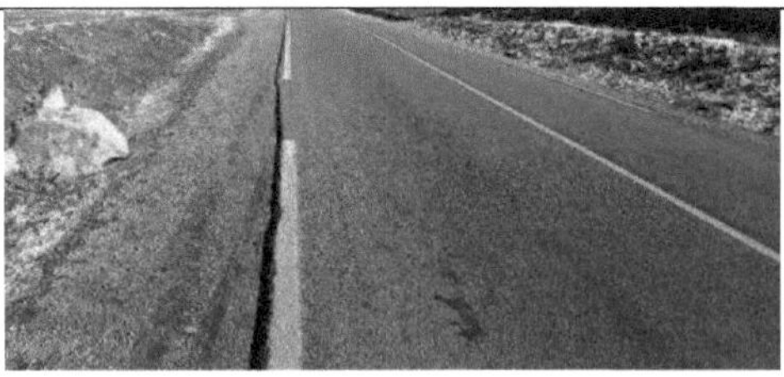	Ligeiro afundamento na margem direita Início de fissuração Erosão das bermas.
11+200	11+200	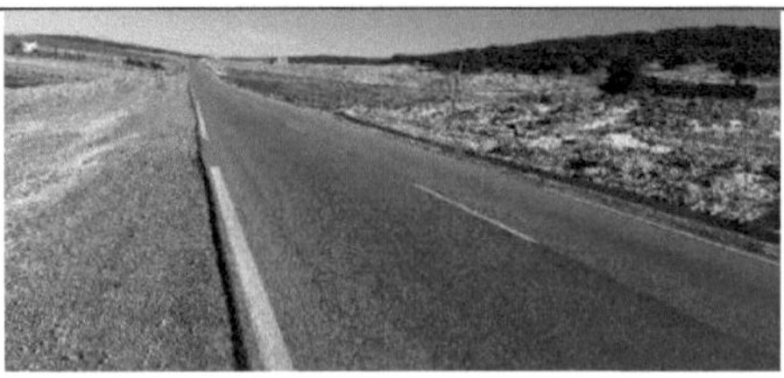	Ladrilhos na margem direita Erosão das bermas

Secção		Ilustração	Comentário
De KP	Na KP		
17+000	17+250	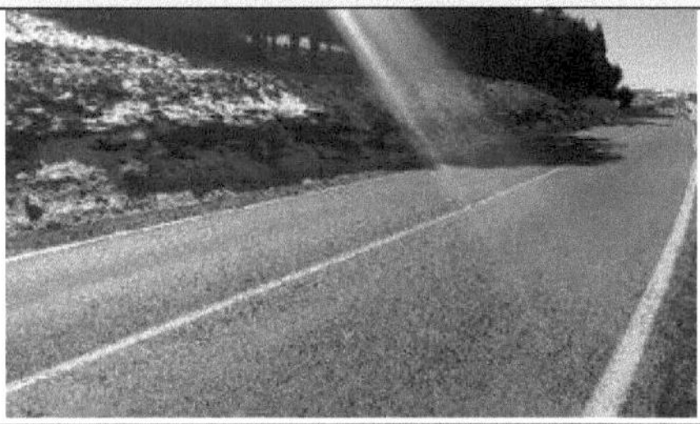	Rachaduras ao longo do eixo da faixa de rodagem.
17+600	17+400	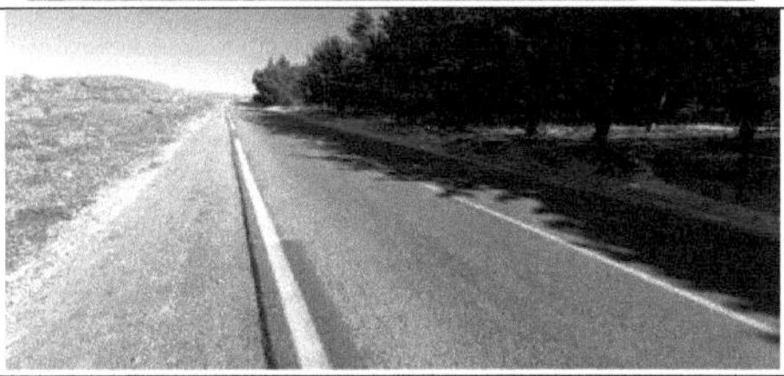	Ladrilhos na margem direita
18+200	18+400	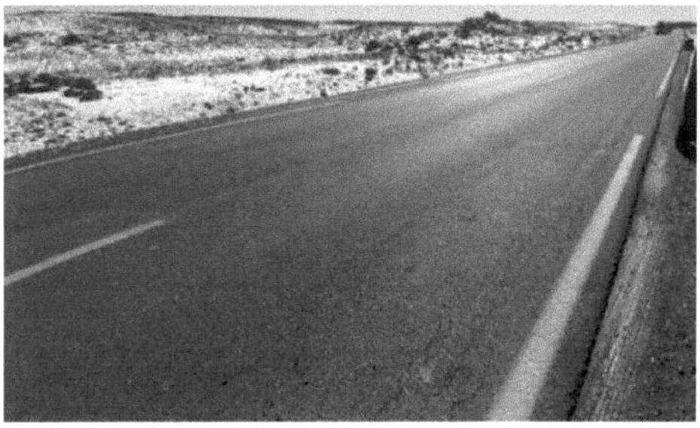	Ladrilhos na margem direita
18+500	18+700	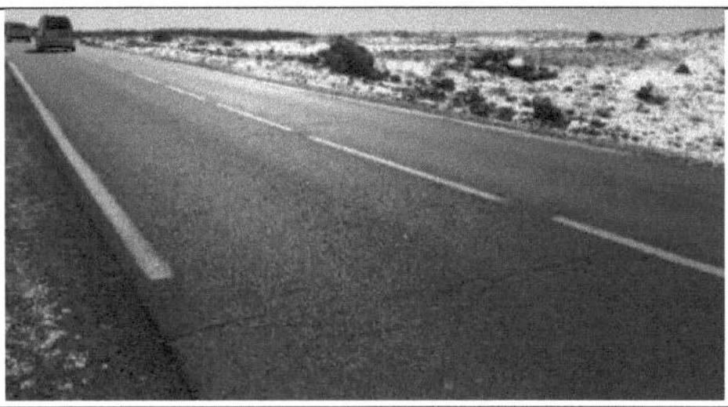	Fissura transversal Início de fissuração

Secção		Ilustração	Comentário
De KP	Na KP		
18+900	19+000	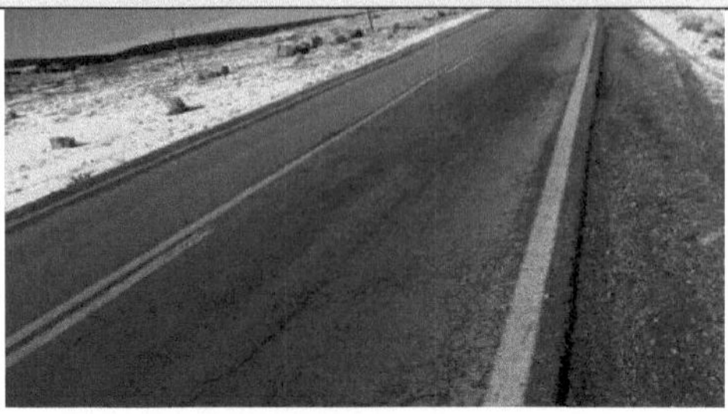	Subsidência da margem direita Crepitação
20+300	20+350	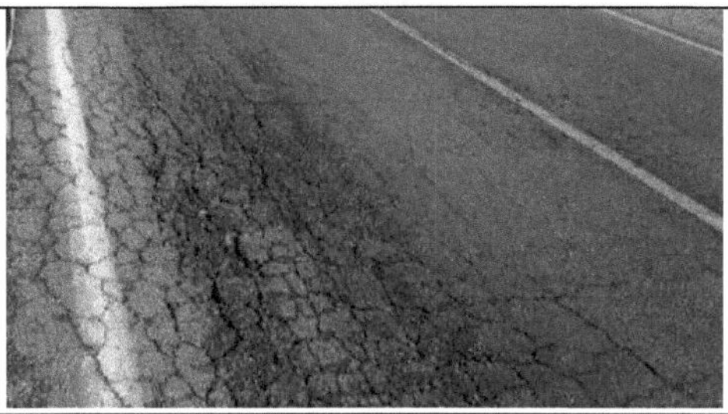	Subsidência da margem direita Crepitação

VIII.2 Localização e descrição dos troços de estrada do levantamento geofísico :

VIII.2.1Troço rodoviário N°1 :

O troço de estrada situa-se a 11 km a noroeste da cidade de Ifrane, na estrada regional RR707. A inspeção visual do pavimento revelou sinais de fissuração longitudinal e transversal precoce, como se pode ver na Figura 49. O solo que suporta a estrada é composto por calcário fracturado com juntas de argila, como indicado pelo afloramento do Figura 50.

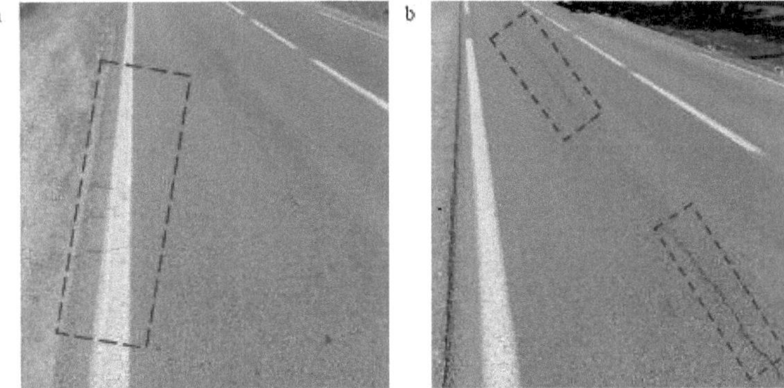

Figura 49(a) Fissura transversal em pavimento betuminoso; (b) Fissura longitudinal em pavimento betuminoso.

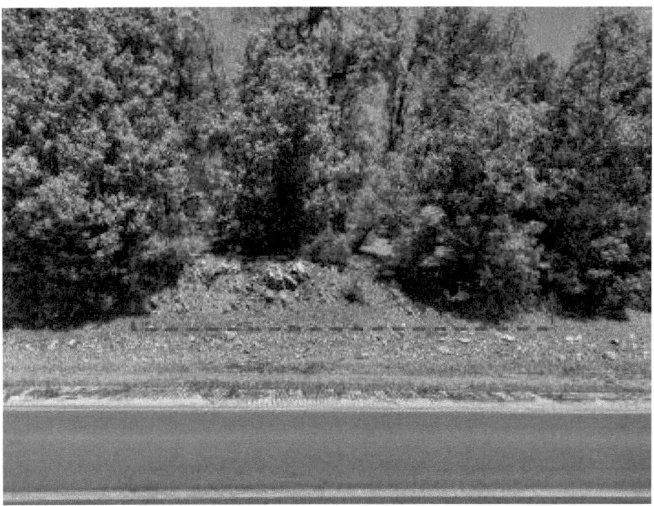

Figura 50Afloramento calcário fracturado com juntas de argila

VIII.2.2Secção Routière N°2 :

O troço de estrada situa-se a 4 km a sudeste da cidade de Ifrane, na estrada regional RR707. A inspeção visual do pavimento revelou a presença de fissuração avançada, caracterizada pela presença de Raveling no pavimento betuminoso e de fissuras ao longo do eixo da estrada, com erosão do pavimento betuminoso nas bermas da estrada, como mostra a Figura 51. O solo de suporte é composto por calcário fracturado, como mostra o afloramento na Figura 52.

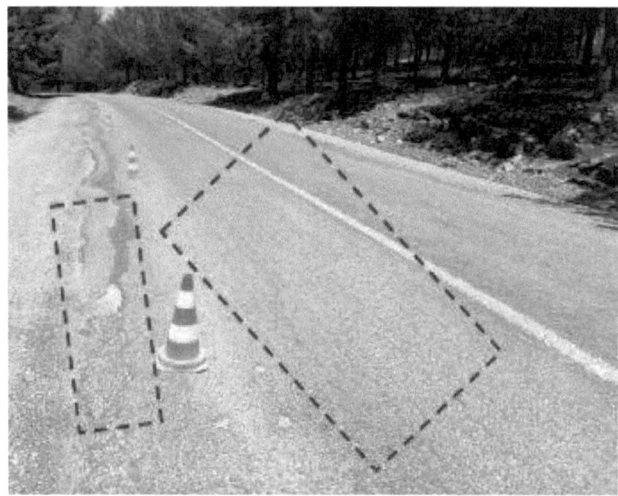

Figura 51Inspeção visual dos danos no pavimento

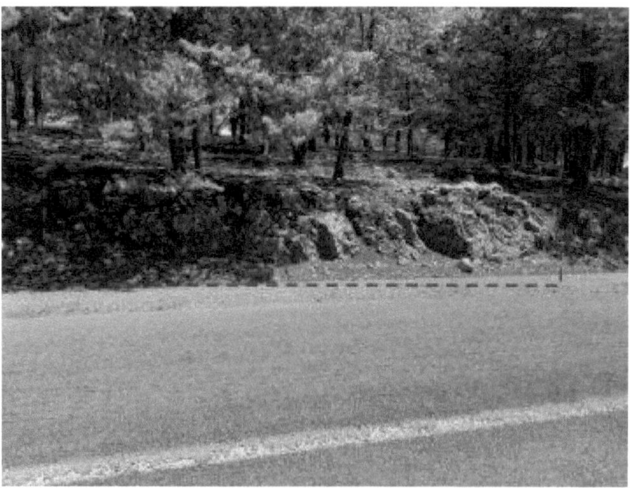

Figura 52Afloramento de calcário fracturado.

VIII.2.3 Troço rodoviário n.º 3

O troço de estrada situa-se a 8 km a sudeste da cidade de Azrou, na estrada nacional RN13. A inspeção visual do pavimento revelou a presença de fissuração avançada ao longo da linha central da estrada, com erosão da superfície betuminosa nas margens da estrada, como se pode ver na Figura 53. O solo que suporta a estrada é composto por calcário fracturado, como mostra o afloramento na Figura 54.

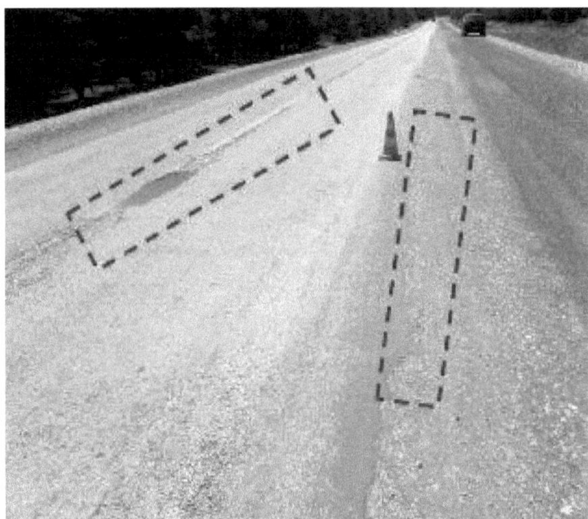

Figura 53Inspeção visual dos danos no pavimento

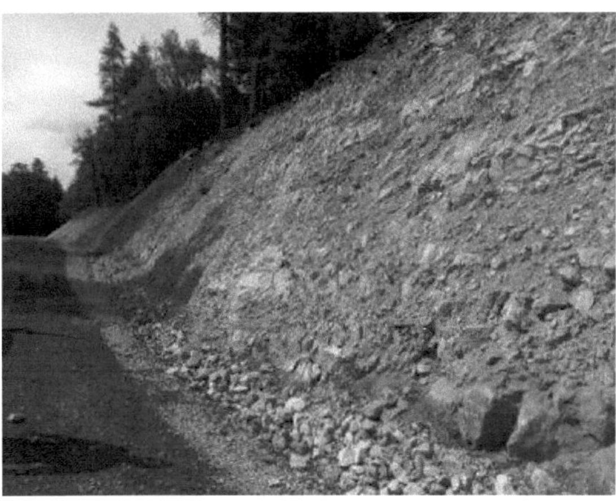

Figura 54Afloramento de calcário fracturado.

VIII.2.4Troço rodoviário n.º 4

O troço de estrada situa-se a 23 km a norte da cidade de Timahdite, na estrada nacional RN13. A inspeção visual da superfície da estrada revelou a presença de fissuras avançadas perpendiculares ao eixo da estrada, como se pode ver na Figura 55. O solo que suporta a estrada é composto de silte argiloso, como mostra a escavação efectuada com uma retroescavadora, indicada na Figura 56.

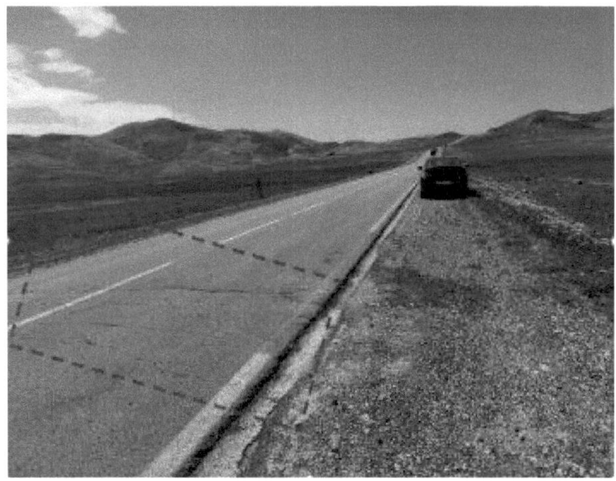

Figura 55Fendas perpendiculares ao eixo da estrada na faixa de rodagem.

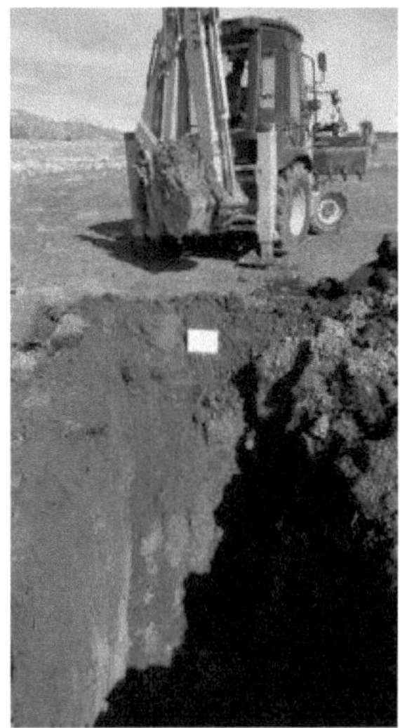

Figura 56Furo com pá revelando a presença de siltes argilosos

VIII.3 Materiais e metodologia :

Após a inspeção visual dos vários tipos de fissuras e danos observados nos pavimentos betuminosos ao longo dos troços rodoviários, serão realizadas duas campanhas geofísicas em novembro de 2022, imediatamente antes do início da época de inverno, e outra em fevereiro de 2023, durante a época de inverno. Estas campanhas medirão a resistividade eléctrica em diferentes troços de estrada e nos mesmos locais das zonas de estudo.

O equipamento utilizado para a medição da resistividade eléctrica é o ABEM Terrameter LS com um sistema multi-electrodos. Este sistema é constituído por 32 eléctrodos cravados nas bermas dos pavimentos estudados, ao longo da linha de medição da resistividade estabelecida segundo o protocolo de WENNER, com um espaçamento de 5,0 metros entre cada elétrodo, conforme ilustrado na Figura 57.

O princípio do protocolo WENNER consiste em manter os eléctrodos de corrente e de potencial à mesma distância um do outro. Em cada fase, é registada uma medição e a soma de todas estas medições neste primeiro espaçamento entre eléctrodos dá um perfil de valores de resistividade. Em seguida, o espaçamento entre os eléctrodos é aumentado por um fator n = 2, e é feita uma segunda linha de medições. Este processo é repetido até se atingir o espaçamento máximo entre eléctrodos [22,45,46] como se mostra na Figura 58.

Os perfis de tomografia eléctrica foram interpretados utilizando o software de interpretação da resistividade e da polarização induzida RES2DINV. Estas investigações foram combinadas com levantamentos visuais do estado de deterioração dos pavimentos asfálticos e com a realização de sondagens, a Figura 59 resume a metodologia utilizada nesta investigação.

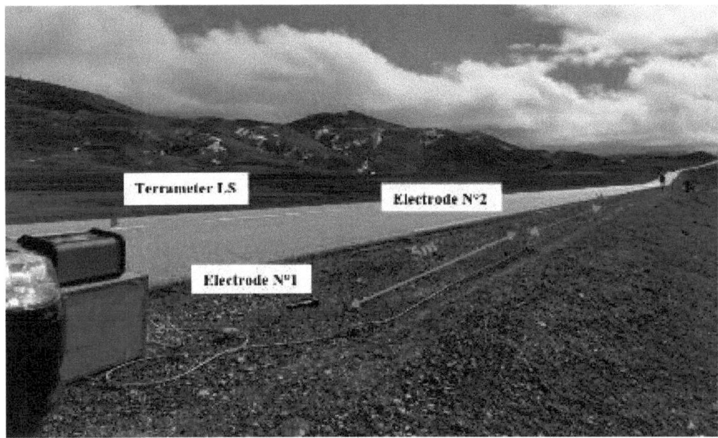

Figura 57 Medição da resistividade eléctrica com o Terrameter LS

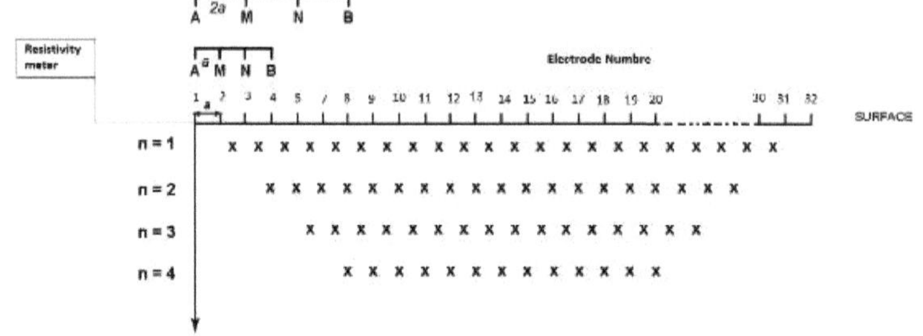

Figura 58Protocolo de Wenner para aquisição de dados de imagens eléctricas 2D

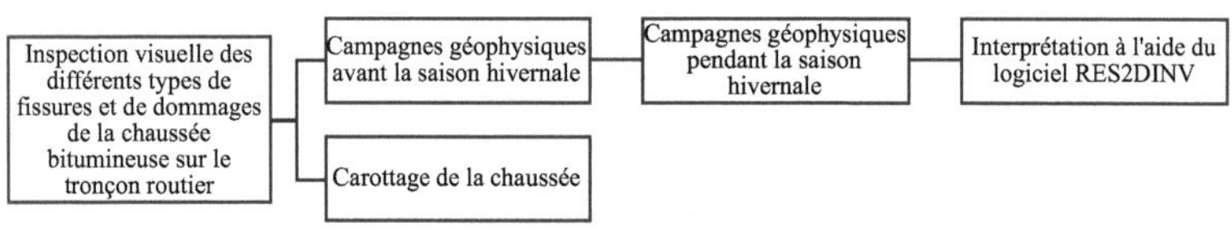

Figura 59A metodologia utilizada nesta investigação.

VIII.4 Resultados da campanha geofísica:

Serão realizadas duas campanhas geofísicas em novembro de 2022, imediatamente antes do início da época de inverno, e outra em fevereiro de 2023, durante a época de inverno. Estas campanhas medirão a resistividade eléctrica em diferentes troços de estrada e nos mesmos locais das zonas de estudo. As linhas de medição estender-se-ão por uma distância total de 160 metros.

VIII.4.1 Troço rodoviário N°1 :

A pseudo-secção apresenta os resultados das medições de resistividade eléctrica 2D efectuadas num pavimento betuminoso que apresenta fissuras longitudinais e transversais prematuras, como ilustrado na Figura 60.

As fissuras aparecem no início da linha, numa extensão de 80 metros. Os valores de resistividade eléctrica sob a zona de pavimento defeituoso variam de 50 a 95 ohms.metro. Em contrapartida, os valores de resistividade na zona não defeituosa são mais elevados, variando entre 150 e 360 ohms.metro. Mais concretamente, na zona Figura 60 (b), observa-se uma diminuição da resistividade eléctrica ao longo de uma distância de 20 metros, entre os pontos 80 e 110 metros, com valores de resistividade que variam entre 50 e 70 ohms.metro, representados a azul. Os valores de resistividade antes do período de inverno variavam entre 150 e 300 ohms.metro, como indicado a verde no perfil da Figura 60 (a).

Além disso, os resultados da sondagem do pavimento, que revelam a presença de uma camada de 16 cm de espessura de material betuminoso assente sobre uma camada de gravilha, como ilustrado na Figura 61.

A análise da inspeção visual e dos resultados obtidos revela um certo número de pontos importantes. Em particular, uma clara descontinuidade de formação à superfície sugere a presença de uma anomalia de contacto entre dois tipos distintos de solo: um solo condutor (com valores de resistividade entre 50 e 90 ohms.metro) no início do perfil e um solo resistente (com valores de resistividade entre 150 e 300 ohms.metro), atribuído principalmente a calcário fracturado. Além disso, a zona condutora prolonga-se durante o inverno, principalmente devido à infiltração da água da chuva e às caraterísticas específicas do solo de suporte do pavimento, que é composto por calcário fracturado com juntas de argila que permitem a circulação da água. Este ambiente é propício à criação de uma zona suscetível de degradar o pavimento betuminoso. A fissuração prematura no estado atual do pavimento pode ser atribuída à espessura da camada betuminosa, que oferece uma certa resistência à deterioração. Pelo contrário, as zonas de pavimento não degradado estão associadas a formações calcárias mais resistentes.

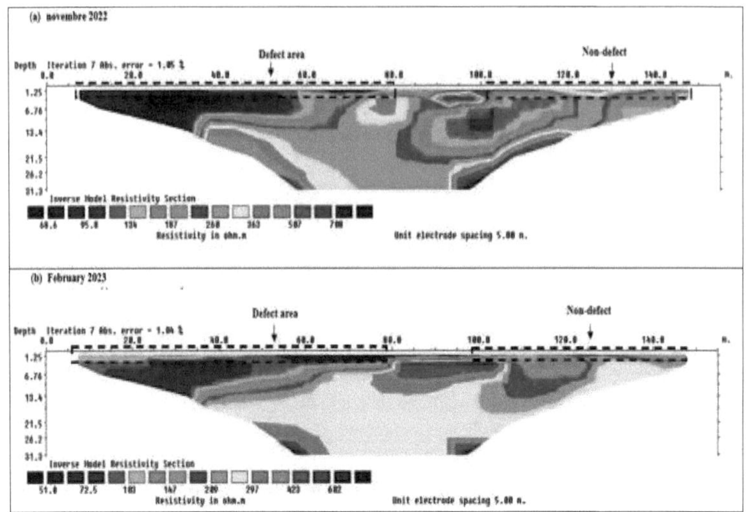

Figura 60(a) Imagem de resistividade 2D antes da época de inverno (b) Imagem de resistividade 2D durante a época de inverno

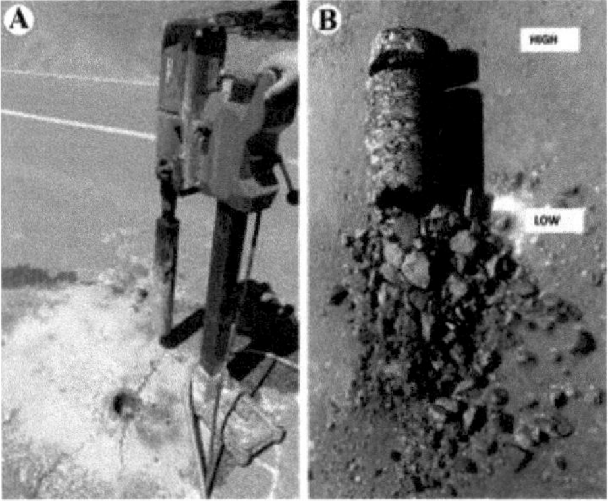

Figura 61(A) Operação de escavação do pavimento; (B) Amostra da estrutura do pavimento.

VIII.4.2 Troço rodoviário n.º 2 :

A pseudo-secção apresenta os resultados das medições de resistividade eléctrica 2D efectuadas no pavimento betuminoso, que apresenta fissuração avançada, caracterizada por danos do tipo stripping e fissuras no eixo da estrada, com erosão do pavimento betuminoso na berma da estrada, conforme ilustrado na Figura 62

Os danos estão presentes ao longo da linha, onde os valores de resistividade sob o pavimento defeituoso variam de 400 a 1400 ohms.metro antes da estação do inverno, como mostra a Figura 62 (a), e variam de 150 a 700 ohms.metro durante a estação de inverno, como mostra a Figura 62 (b).

Além disso, os resultados da sondagem do pavimento, que revelam a existência de uma camada de 4 cm de espessura de material betuminoso, destacada a azul na figura, assente sobre uma camada de material gravilhado, como ilustrado na Figura 63.

A análise dos levantamentos visuais e dos resultados acima mencionados revela uma série de pontos importantes. O calcário superficial apresenta descontinuidades distintas, sendo relativamente duro no meio do perfil, mas condutor em ambas as extremidades. Para além disso, foi observada uma diminuição notável nos valores de resistividade para a Figura 62 (a) em comparação com a Figura 62 (b), ocorrendo tanto à superfície como em profundidade durante o período de inverno. Esta diminuição pode ser atribuída à infiltração de água no pavimento através de fissuras na superfície e nos bordos. Esta infiltração é facilitada pelas caraterísticas do solo de suporte do pavimento, que é constituído por calcário fracturado, permitindo a circulação da água infiltrada. Por outro lado, a atual deterioração avançada do pavimento pode ser atribuída à espessura insuficiente da camada betuminosa, que se está a revelar incapaz de resistir eficazmente à deterioração.

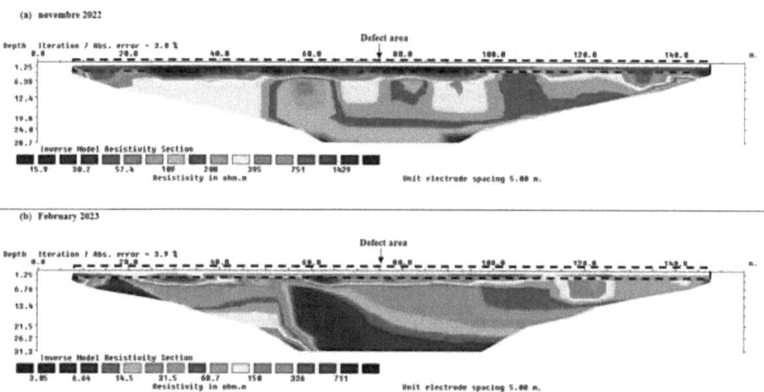

Figura 62(a) Imagem de resistividade 2D antes da época de inverno (b) Imagem de resistividade 2D durante a época de inverno.

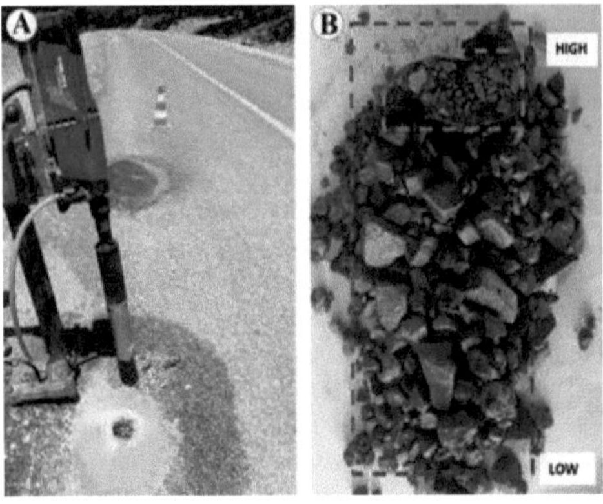

Figura 63(A) Operação de escavação do pavimento; (B) Amostra da estrutura do pavimento.

VIII.4.3 Troço rodoviário N°3 :

A pseudo-secção ilustra os resultados das medições de resistividade efectuadas num revestimento betuminoso com fissuras avançadas paralelas ao eixo da estrada, com erosão do revestimento betuminoso na berma da estrada. Figura 64.

O dano está presente ao longo da linha, onde os valores de resistividade sob o pavimento defeituoso variam de 390 a 980 ohms.metro, antes da estação do inverno, como mostra o perfil da Figura 64 (a) e variam de 350 a 880 ohms.metro durante a época de inverno, como mostra o perfil da Figura 64 (b).

Os resultados da sondagem do pavimento revelam a existência de uma camada de 4 cm de espessura de material betuminoso, enquadrada a azul na figura, assente sobre material aluvionar cascalhento, como ilustrado na Figura 65

A análise da inspeção visual e dos resultados obtidos revela uma série de pontos importantes. Em primeiro lugar, verifica-se uma diminuição dos valores de resistividade superficial na Figura 64 (a) em comparação com a Figura 64 (b) durante a época de inverno. Esta diminuição é atribuída à infiltração de água no pavimento através das fissuras superficiais e de bordo, facilitada pelo solo de suporte do pavimento, constituído por calcário fracturado, que permite a circulação da água infiltrada. Por outro lado, o estado atual do pavimento betuminoso, marcado por uma deterioração avançada, pode também ser explicado pela espessura insuficiente da camada de asfalto, que se revela ineficaz na resistência à deterioração.

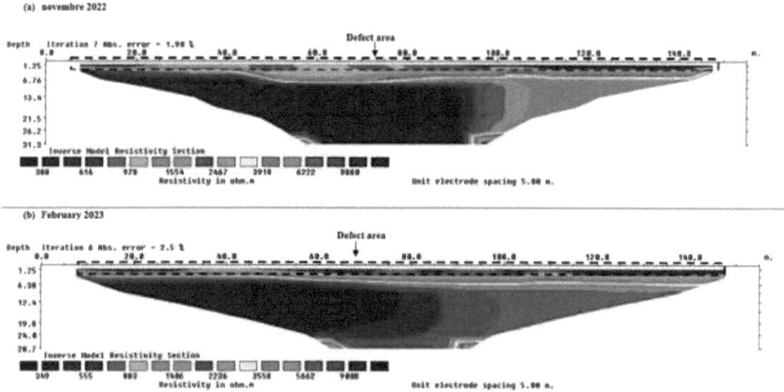

Figura 64(a) Imagem de resistividade 2D antes da época de inverno (b) Imagem de resistividade 2D durante a época de inverno.

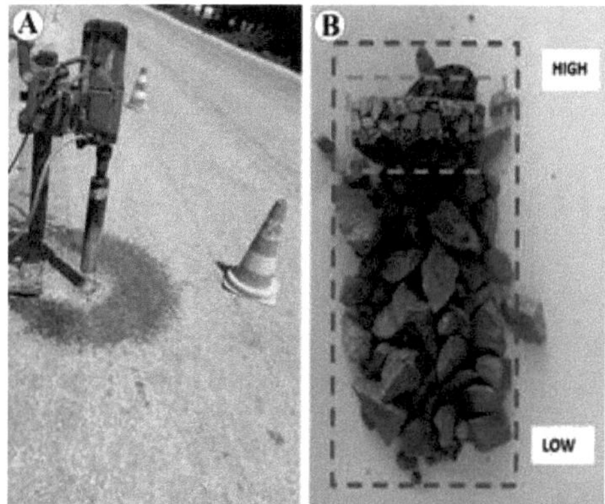

Figura 65(A) Operação de escavação do pavimento; (B) Amostra da estrutura do pavimento.

VIII.4.4Troço rodoviário n.º 4 :

A pseudo-secção apresenta os resultados das medições de resistividade efectuadas num pavimento betuminoso com fissuração avançada perpendicular ao eixo da estrada, como mostra a Figura 66.

Existem fissuras no pavimento de asfalto no início da linha, numa extensão de 40 metros, bem como no centro da linha, entre 70 metros e 110 metros.

Os resultados da sondagem do pavimento revelaram a existência de uma camada de 12 cm de espessura de material betuminoso, enquadrada a azul na figura, assente sobre uma subcamada de material cascalhento, como ilustrado na Figura 67.

A análise dos levantamentos visuais e dos resultados acima descritos revela um certo número de pontos importantes. Em primeiro lugar, o terreno estudado apresenta um elevado grau de homogeneidade a uma distância considerável, surgindo a heterogeneidade sobretudo a cerca de 100 metros do início da pseudo-secção, como se pode ver na Figura 66(b), que corresponde à localização de um dreno de águas superficiais. Os valores de resistividade sob o troço de pavimento defeituoso variam entre 21,4 e 22,0 ohms.metro, enquanto o troço não defeituoso apresenta valores mais elevados, entre 22,0 e 30,8 ohms.metro. Em particular, verifica-se uma queda nos valores da resistividade aparente durante o inverno, de 22,0-30,8 ohms.metro para 21,4-26,9 ohms.metro, atribuída à infiltração de água através das fissuras superficiais e dos bordos. Esta infiltração leva a uma acumulação de humidade no solo da base do pavimento, que é composto principalmente por silte argiloso. O estado atual do pavimento betuminoso, marcado por fendilhação avançada, pode ser atribuído aos baixos valores de resistividade, criando condições propícias à deterioração do pavimento, particularmente junto aos pontos de drenagem de águas superficiais. Além disso, a espessura atual da camada de asfalto é insuficiente para garantir uma resistência eficaz aos danos. Por outro lado, as zonas não danificadas do pavimento devem o seu estado à sua localização, que minimiza a acumulação de águas superficiais, assegurando o rápido escoamento das águas pluviais e reduzindo o risco de infiltração e deterioração do pavimento.

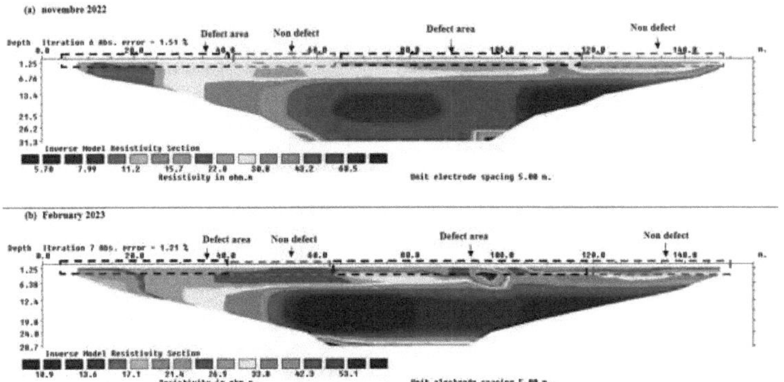

Figura 66(a) Imagem de resistividade 2D antes da época de inverno (b) Imagem de resistividade 2D durante a época de inverno.

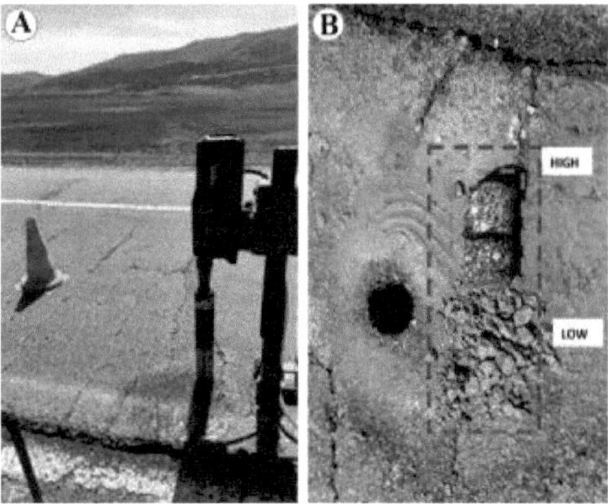

Figura 67(A) Operação de escavação do pavimento; (B) Amostra da estrutura do pavimento.

VIII.5 Resumo e análise comparativa dos valores de resistividade eléctrica :

As duas tabelas abaixo resumem os resultados obtidos durante as duas campanhas geofísicas e mostram que as variações na resistividade eléctrica estão associadas a diferentes tipos de falhas no pavimento e a mudanças sazonais.

Em particular, a análise do Mesa 20 permite-nos distinguir entre as zonas deterioradas e as zonas em bom estado. Mais especificamente, podemos observar diferenças significativas entre os valores de resistividade eléctrica das áreas defeituosas e não degradadas nas secções rodoviárias N°1 e N°4. No troço n.º 1, os valores da resistividade eléctrica nas zonas defeituosas são consideravelmente inferiores aos das zonas não defeituosas. Esta diferença pode ser atribuída à presença de fissuras prematuras, que não são facilmente detectadas por inspeção visual. Por outro lado, na secção 4 da estrada, as fissuras são de natureza avançada, o que pode explicar os valores relativamente baixos de resistividade eléctrica nas áreas defeituosas e não defeituosas. Esta constatação sugere uma degradação mais avançada da estrutura da estrada neste troço.

Os resultados do Mesa 20 mostram que a 2D ERT pode ser utilizada de forma conclusiva para detetar áreas defeituosas, o que é consistente com estudos anteriores de Orlando et al,[31] Haryati, Alicia[34] e Neyamadpour[35]. Posteriormente, na nossa investigação, observámos que as áreas com valores de resistividade mais baixos são mais susceptíveis a danos.

O Mesa 21por outro lado, destaca os diferentes tipos de fissuras presentes em quatro secções rodoviárias distintas, bem como as variações na resistividade eléctrica antes e durante o inverno. Uma observação clara é a diminuição dos valores da resistividade eléctrica durante o inverno em todos estes troços de estrada. Em particular, os troços rodoviários n.º 1 e n.º 2 registam diminuições significativas da resistividade eléctrica no inverno. No caso do troço 1, esta diminuição é explicada pela presença de fissuras prematuras na superfície betuminosa do pavimento, o que evidencia a urgência de trabalhos de manutenção para evitar uma deterioração importante do pavimento sob o impacto dos ciclos de inverno. De igual modo, a acentuada diminuição dos valores de resistividade eléctrica no troço da estrada n.º 2 pode ser explicada pelo avançado estado de fendilhação do calcário, que constitui o solo de suporte do pavimento, bem como pela avançada deterioração da superfície betuminosa do pavimento, que favorece a infiltração das águas pluviais. Dado o seu avançado estado de degradação, são necessárias obras de drenagem de águas e de renovação da estrutura do pavimento. O troço rodoviário n.º 3 apresenta uma redução relativamente moderada dos valores de resistividade eléctrica durante o inverno, mas os valores de resistividade mantêm-se elevados, o que indica que o solo que suporta o pavimento resiste bem às condições invernais. No entanto, o estado atual de deterioração e fissuração da mistura de asfalto sugere que a estrutura atual do pavimento não é adequada para o tráfego nesta estrada. Finalmente, no caso do troço 4 da estrada, a diminuição dos valores de resistividade eléctrica é relativamente pequena no inverno, com valores geralmente baixos. Este decréscimo é atribuível ao estado avançado de deterioração, que favorece a infiltração das águas pluviais no inverno, aumentando o teor de humidade do subsolo silto-argiloso. Por conseguinte, são necessários trabalhos de manutenção, incluindo o reforço do solo de suporte e a renovação do pavimento.

Os resultados do quadro 2 mostram uma correlação entre a humidade interna do solo, devido a variações sazonais, e as deficiências das infra-estruturas rodoviárias, o que confirma estudos anteriores. Em particular, o estudo de Jackson et al. [36] evidenciou esta correlação ao examinar a evolução da humidade interna do solo de um aterro rodoviário, monitorizada através de medições de resistividade efectuadas periodicamente em 2D. Estas medições revelaram a instabilidade do aterro rodoviário devido à dinâmica sazonal da humidade. Paralelamente, os estudos de Chambers et al. [47] e Nobahar et al.[39] também identificaram uma relação semelhante, estudando a dinâmica da humidade interna de um aterro, registada periodicamente através de medições ERT.

Em resumo, os valores mais baixos de resistividade estão frequentemente associados a fissuras no pavimento e à estação do inverno, o que pode indicar problemas relacionados com a infiltração de água e/ou a deterioração da estrutura do pavimento. Estes resultados realçam o potencial das medições de resistividade eléctrica como ferramenta para avaliar o estado do pavimento e monitorizar o impacto ambiental, bem como para fornecer orientações para decisões de manutenção e reparação.

Mesa 20Valores de resistividade para áreas fissuradas e não fissuradas em função do tipo de modo de falha do pavimento.

		Gama de resistividade (Ω.m)	
	Tipo de fissura	Área danificada	Não- Zona danificada
Troço rodoviário n.º 1	Fissuras longitudinais e transversais prematuras	50 a 95	150 a 300
Troço rodoviário n.º 4	Fissuração avançada perpendicular ao eixo da estrada	21,4 a 22,0	22,0 a 30,8

Mesa 21Valores de resistividade antes e durante o inverno em função do modo de rotura do pavimento.

		Gama de resistividade (Ω.m)	
	Tipo de fissura	Antes do inverno	durante o inverno
Troço rodoviário n.º 1	Fissuras longitudinais e transversais prematuras	150 a 350	50 a 90
Troço rodoviário n.º 2	Desnudamento e fissuração avançada ao longo da linha central da estrada, com erosão do pavimento da berma.	400 a 1400	150 a 700
Troço rodoviário n.º 3	Fissuras avançadas paralelas ao eixo da estrada, com erosão do pavimento betuminoso da berma.	390 a 980	350 a 880
Troço rodoviário n.º 4	Fissuração avançada perpendicular ao eixo da estrada	22,0 a 30,8	21,4 a 26,9

IX. Avaliação da sensibilidade à água e do impacto dos ciclos térmicos em misturas de asfalto com diferentes agregados e cal hidratada como aditivo: Estudo experimental :

Numerosos estudos anteriores foram realizados para avaliar a sensibilidade à água e a resistência das misturas betuminosas à fissuração induzida por tensões térmicas e mecânicas, a fim de compreender melhor esta degradação e selecionar materiais com melhor resistência à rutura e à água.

A título de ilustração, Li e colegas [48] estudaram a tenacidade à fratura a baixa temperatura de 28 misturas betuminosas utilizando o SCB (ensaio de flexão semi-circular), tendo em conta vários factores como o tipo de ligante, o modificador, o tipo de agregado, o teor de asfalto e os vazios de ar. A temperatura do ensaio teve uma influência significativa na energia de fratura e na tenacidade, mostrando uma mudança de comportamento frágil para frágil-dúctil com o aumento da temperatura. O tipo de agregado também desempenhou um papel crucial, com as misturas contendo granito a apresentarem uma melhor resistência à fratura. Os vazios de ar tiveram um impacto negativo na resistência à fratura, e o tipo de modificação do ligante foi também um fator determinante.

Outra investigação, efectuada por Dehnad e co-autores (2013) [49] investigou o efeito da humidade na deformação permanente de misturas asfálticas sob várias condições ambientais e de tráfego, utilizando ensaios de fluência dinâmica em amostras de asfalto saturadas e secas com agregados densos graduados. Os resultados mostraram que, a 40°C com frequência reduzida, a deformação permanente aumentou mais nas amostras saturadas do que nas amostras secas. Além disso, a esta temperatura, a humidade tem um impacto mais negativo do que a 5°C, onde o efeito da humidade aumenta com a frequência.

Aliha e co-autores (2014) [50] examinaram a forma como diferentes caraterísticas do asfalto, como o tamanho e o tipo de agregado, o tipo de betume e o teor de vazios de ar, influenciam a resistência à fratura mista a baixa temperatura (Modo I/II) em várias misturas de asfalto, utilizando ensaios SCB. Os resultados mostraram que as misturas com agregados de maiores dimensões apresentam uma melhor resistência à fratura, principalmente no modo II (cisalhamento). As misturas com agregados calcários também apresentaram melhor tenacidade em comparação com as misturas à base de agregados siliciosos. O aumento do teor de vazios de ar reduziu a tenacidade, especialmente em misturas contendo agregados siliciosos finos. Num estudo posterior, Aliha et al. (2015) [51]investigaram a resistência à fratura em modo misto I/II a baixa temperatura de cinco misturas asfálticas modificadas com vários aditivos, incluindo ácido polifosfórico (PPA), estireno-butadieno-estireno (SBS), um agente anti-estrago, borracha fragmentada (CR) e cera de parafina F-T (Sasobit). Os resultados mostraram que a resistência à fratura dependia do tipo de modificador, da percentagem de ar vazio e da temperatura de ensaio. Além disso, o carregamento em modo misto revelou-se mais crítico do que os modos puros I e II.

Outro estudo [52] avaliou o efeito de dois aditivos (agente anti-desgaste líquido e cal hidratada) e dois modificadores (SBS e PPA) na sensibilidade à humidade de misturas asfálticas. Foram efectuados três ensaios, incluindo o ensaio Lottman AASHTO T283-02 com cinco ciclos de gelo-degelo (FT), ensaios de cio e ensaios de rotura do SCB. Os resultados do ensaio de Lottman indicaram que o agente anti-corrosão líquido melhorou a resistência à humidade, seguido da cal hidratada. O ensaio de cio mostrou que a cal hidratada e os modificadores SBS resultaram na menor profundidade de cio quando utilizados em ambas as misturas. Os resultados do ensaio de fratura mostraram que a cal líquida e a cal hidratada produziram a maior resistência à fratura.

Lamothe e a sua equipa [53] efectuou um estudo para avaliar os danos sofridos por amostras de misturas betuminosas a quente durante ciclos de gelo-degelo em diferentes condições (seco, parcialmente saturado com água ou salmoura). As amostras foram submetidas a ensaios de módulo de elasticidade complexo (E*) após vários ciclos de gelo-degelo para avaliar a evolução dos danos. Os resultados mostram que todas as amostras apresentam danos, com uma gravidade muito maior para as que se encontram numa condição parcialmente saturada com água. Isto sugere que o aumento da concentração de sal limita a formação de gelo, reduzindo assim os danos causados pelos ciclos de gelo-degelo.

Ameri e os seus **colaboradores** [54] Investigaram os efeitos de três aditivos diferentes, nomeadamente Evonik, Zycotherm e cal hidratada, na resistência à humidade e noutras caraterísticas de desempenho das misturas asfálticas. Os resultados mostram que os três aditivos melhoram a resistência à humidade das misturas asfálticas, com a mistura contendo 0,1% de Zycotherm a apresentar o melhor desempenho. Para além disso, a cal hidratada com a utilização de 2% melhora significativamente a resistência ao cio das misturas asfálticas devido ao seu efeito endurecedor nestas misturas e à sua propriedade hidrofóbica.

Fakhri e colegas [55] Investigaram o impacto dos ciclos de congelação-descongelação nas caraterísticas de fissuração térmica de misturas de betão asfáltico saturado sujeitas a cargas mistas de modo I/II. Para tal, as misturas de betão asfáltico saturado foram sujeitas a seis ciclos de congelação-descongelação e ensaiadas a diferentes temperaturas (-5 °C, -15 °C e -20 °C). A temperaturas mais baixas, o fator de intensidade de tensão efectiva (KEff) aumenta, diminuindo depois com a redução da temperatura.

Por último, um estudo recente [56] examina a influência do aditivo polialfa-olefina amorfa (APAO) na resistência à fissuração a baixa temperatura (LTC) e à fissuração a temperatura intermédia (ITC) de misturas asfálticas. Os ensaios foram efectuados sob cargas de Modo I e II, com ciclos de temperatura constante (CT) e de temperatura variável (VT). Os resultados mostram que as misturas HMA contendo 6% e 9% de APAO têm melhor resistência à fratura e maior energia de fratura. No entanto, a adição de APAO reduz a flexibilidade das misturas, mas melhora a sua resistência à deformação elástica.

Na sequência do exposto, o objetivo do nosso estudo é avaliar a sensibilidade à água e a resistência à propagação de fissuras das misturas betuminosas. Dada a influência determinante dos agregados nas caraterísticas das misturas betuminosas [57]optámos por utilizar dois tipos de agregados de origem calcária e xistosa, incorporando cal hidratada como aditivo. Estas investigações são efectuadas através de ensaios de flexão semi-circular SCB e de ensaios de sensibilidade à água. As amostras de asfalto são preparadas e submetidas a condições de saturação de água e a ciclos térmicos, com temperaturas de ciclo determinadas de acordo com o clima marroquino.

IX.1 Programas experimentais :

IX.1.1 Materiais :

Neste estudo são utilizados dois tipos de agregados. A primeira mistura é constituída por agregados de origem *calcária*, enquanto a segunda mistura é constituída por agregados de origem *xistosa*. Os agregados utilizados são constituídos por três fracções granulares (0/4, 4/6,3 e 6,3/10). Mesa 22 apresenta as propriedades dos agregados para a primeira mistura, enquanto a Mesa 23 apresenta as propriedades da segunda mistura.

O ligante utilizado é um betume puro com um grau de penetração de 35-50, cujas propriedades estão resumidas no Mesa 24.

Mesa 22 Propriedades dos agregados calcários :

Testes	Normas	Areia 0/4	Cascalho 4/6.3	Cascalho 6.3/10
Los Angeles (%)	NM EN 1097-2 [58]	-	16	15
Micro-Deval (%)	NM EN 1097-1 [59]	-	8	8
Coeficiente de achatamento (FI %)	NM EN 933-3 [60]	-	5	6
Limpeza da superfície (%)	NM 10.1.169 [61]	-	0,8	0,7
Equivalente de areia (SE %)	NM EN 933-8 [62]	55	-	-
Fina (% que passa 0,08 mm)	NM EN 933-1[63]	13.5	-	-
Adesividade (%)	NF T66-043-2[64]	-	-	100
Densidade MVR (g/cm3)	NM EN 1097-6 [65]	2,71	2,70	2,70

Mesa 23 Propriedades dos agregados de xisto :

Testes	Normas	Areia 0/4	Cascalho 4/6.3	Cascalho 6.3/10
Los Angeles (%)	NM EN 1097-2 [58]	-	18,0	17,0
Micro-Deval (%)	NM EN 1097-1 [59]	-	22,0	23
Coeficiente de achatamento (FI %)	NM EN 933-3 [60]	-	14,0	12
Limpeza da superfície (%)	NM 10.1.169 [61]	-	0,7	0,9
Equivalente de areia (SE %)	NM EN 933-8 [62]	45	-	-
Fina (% que passa 0,08 mm)	NM EN 933-1[63]	13.02	-	-
Adesividade (%)	NF T66-043-2[64]	-	-	100
Densidade MVR (g/cm3)	NM EN 1097-6 [65]	2,61	2,63	2,64

Mesa 24 Propriedades do betume :

Testes	Normas	Resultados
Penetração da agulha (10ieme de mm)	NM PT 1426 [3]	44.0
Determinação do ponto de amolecimento (°C)	NM PT 1427 [4]	58.0
Densidade relativa (g/cm3)	NM EN 15326 [66]	1,04
Ponto de inflamação (°C)	NM EN ISO 2592 [18]	307
Ponto de inflamação em taça aberta (°C)	NM EN ISO 2592 [18]	312

IX.1.2 Conceção da mistura :

A fim de determinar a composição óptima de uma mistura betuminosa para uma camada de desgaste com uma dimensão nominal máxima de agregado de 10 mm, foram realizados ensaios de conceção de misturas betuminosas de acordo com as recomendações da diretiva marroquina relativa a materiais betuminosos misturados a quente [5]. A Figura 68 apresenta as curvas granulares das duas misturas, enquanto a Mesa 25 apresenta as caraterísticas das misturas betuminosas ensaiadas. As dosagens óptimas de betume para a mistura nº 1 e a mistura nº 2 foram identificadas como sendo de 5,7% e 5,9%, respetivamente.

Para além disso, um aditivo de 2% de cal hidratada foi incorporado em ambas as misturas de agregados como enchimento, quer de fontes de calcário quer de xisto. Foram feitos pequenos ajustes nas proporções dos agregados para manter os mesmos volumes de massa reais das misturas n.º 1 e n.º 2. Posteriormente, foi introduzido o ligante para a preparação das misturas n.º 3 e n.º 4, seguindo as mesmas dosagens óptimas de betume.

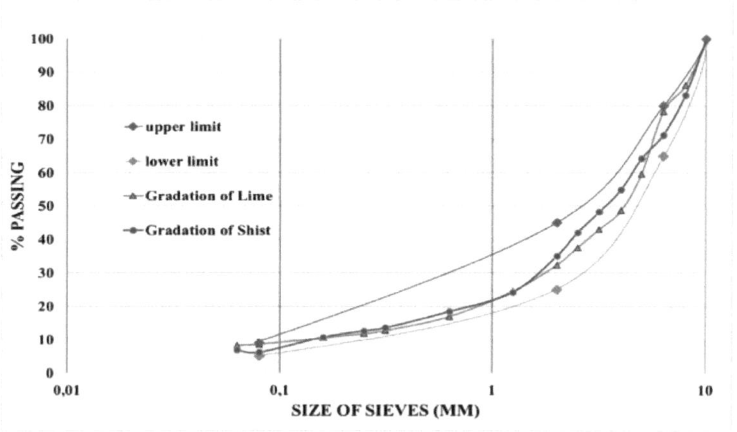

Figura 68apresenta as curvas granulares para misturas granulares.

Mesa 25apresenta as proporções de agregados e betume nas misturas betuminosas ensaiadas.

	Mistura de calcário N°1	Mistura de xisto n.º 2	Mistura de cal e calcário N°3	Mistura de xisto e cal N°4
Areia 0/4	50,00%	48,00%	49,00%	47,00%
Cascalho 4/6.3	24,00%	25,00%	23,50%	24,50%
Cascalho 6.3/10	26,00%	27,00%	25,50%	26,50%
Aditivo (cal hidratada)	-	-	2%	2%
betume (%)	5,7	5,9	5,7	5,9
MVR [67]	2,49	2,42	2,49	2,42

IX.1.3 Teste de resistência à água:

Os ensaios de resistência à água foram efectuados em conformidade com a norma NM EN 12697-12 [17]método B, para avaliar a sensibilidade das misturas betuminosas à água. Foram necessárias pelo menos dez amostras para cada tipo de mistura. As amostras foram fabricadas aplicando uma carga de 60 kN durante 300 ± 5 segundos, e a percentagem de vazios de ar nas amostras preparadas é de aproximadamente 6%.

As amostras foram divididas em dois lotes equivalentes. O primeiro lote, contendo os "tubos de ensaio secos", foi armazenado a uma temperatura de 18°C ± 1 e a uma humidade de 50% ± 10 durante um período de 7 dias. O segundo lote, constituído por "tubos de ensaio húmidos", é submetido a um processo de desgaseificação com saturação de água de acordo com o seguinte procedimento: Durante aproximadamente 1 hora ± 5 minutos, os provetes foram expostos a uma pressão residual de 47 kPa ± 5%, utilizando uma bomba de vácuo. Em seguida, foi introduzida água até à imersão total das amostras, mantendo-se uma pressão residual de 47 kPa ± 5%. Os espécimes foram mantidos imersos durante 2 horas à mesma pressão, e depois armazenados em água a uma temperatura de 18°C ± 1 durante 7 dias.

Os provetes húmidos e secos foram então submetidos ao ensaio de compressão com uma carga monotónica de deslocamento controlado de 50 mm/min. A resistência à compressão simples foi determinada a partir da carga máxima à rotura do provete, expressa em megapascal, e representada pela média de cinco medições.

A resistência à água dos provetes, designada por i/C, é descrita pela relação entre a resistência média do lote húmido (Cw) e a resistência média do lote seco (Cd), de acordo comEquação 19 como se segue:

Equação 19Resistência à água :

$$\frac{i}{C} = 100 \times \frac{Cw}{Cd}$$

Para cumprir os critérios de resistência à água, recomenda-se um valor mínimo de 75%.

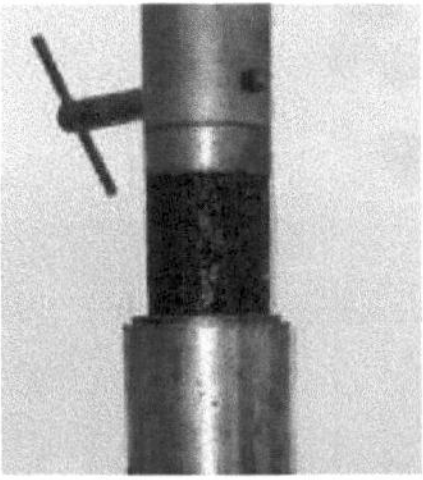

Figura 69Ensaio de compressão de um único provete

IX.1.4 O ensaio SCB: ensaio de flexão semicircular:

O ensaio SCB (Semi-Circular Bending test) baseia-se no princípio da flexão em três pontos aplicado a amostras de meio cilindro, cada uma com uma fenda central [28]. A geometria dos provetes para o ensaio de flexão semicircular SCB para o modo I, caracterizada pela espessura (t), raio (r), comprimento da fenda (a) e distância entre os dois suportes de aço (2S), foi ajustada para 0,8 vezes o diâmetro do provete (0,8d) sujeito à carga (P), como ilustrado abaixo.

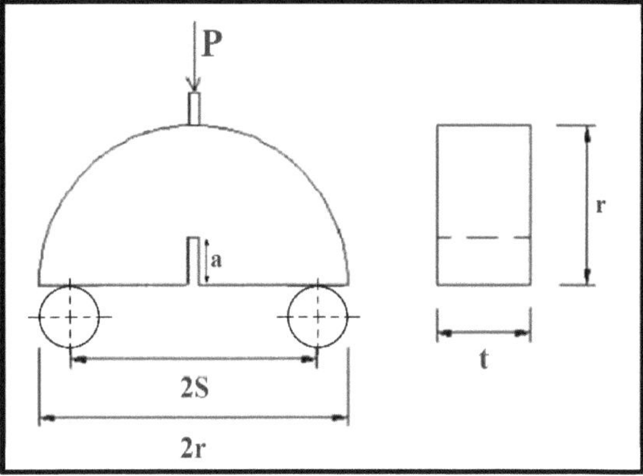

Figura 70Geometria das amostras de flexão semicircular SCB para o modo I.

Para a preparação destas amostras, utilizamos uma prensa de cisalhamento giratória PCG, que cumpre a norma NF EN 12697-31. Este método permite-nos controlar vários parâmetros, tais como a percentagem de vazios de ar, a densidade, a altura do provete e outras caraterísticas mecânicas das misturas betuminosas, garantindo assim propriedades mecânicas uniformes.

Para isso, as amostras de misturas betuminosas são preparadas e compactadas para obter provetes de ensaio betuminosos com uma percentagem final de vazios de 5%. O método de preparação consiste em colocar as misturas betuminosas preparadas no laboratório à temperatura de ensaio (cerca de 160°C) num molde cilíndrico de 150 mm. Uma pressão vertical de 0,6 MPa, inclinada num ligeiro ângulo de cerca de 1°, é aplicada no topo do provete, ao mesmo tempo que lhe é conferido um movimento circular. Estas acções combinadas resultam na compactação por amassamento. A densidade (e a redução da percentagem de vazios) melhora progressivamente com o número de rotações.

Uma vez obtidas as amostras de asfalto, estas são cortadas em fatias com uma espessura média de 50 mm, utilizando um cortador rotativo de alta velocidade equipado com uma lâmina. Cada fatia é depois dividida em duas amostras semi-circulares iguais, com uma altura média de 72 mm. Para o ensaio SCB, aplicamos fendas verticais no centro das amostras semicirculares. Estas fissuras têm (3,0 ± 1,0) mm de largura e (10,0 ± 1,0) mm de profundidade. As etapas envolvidas no fabrico dos provetes de ensaio SCB são ilustradas na figura seguinte:

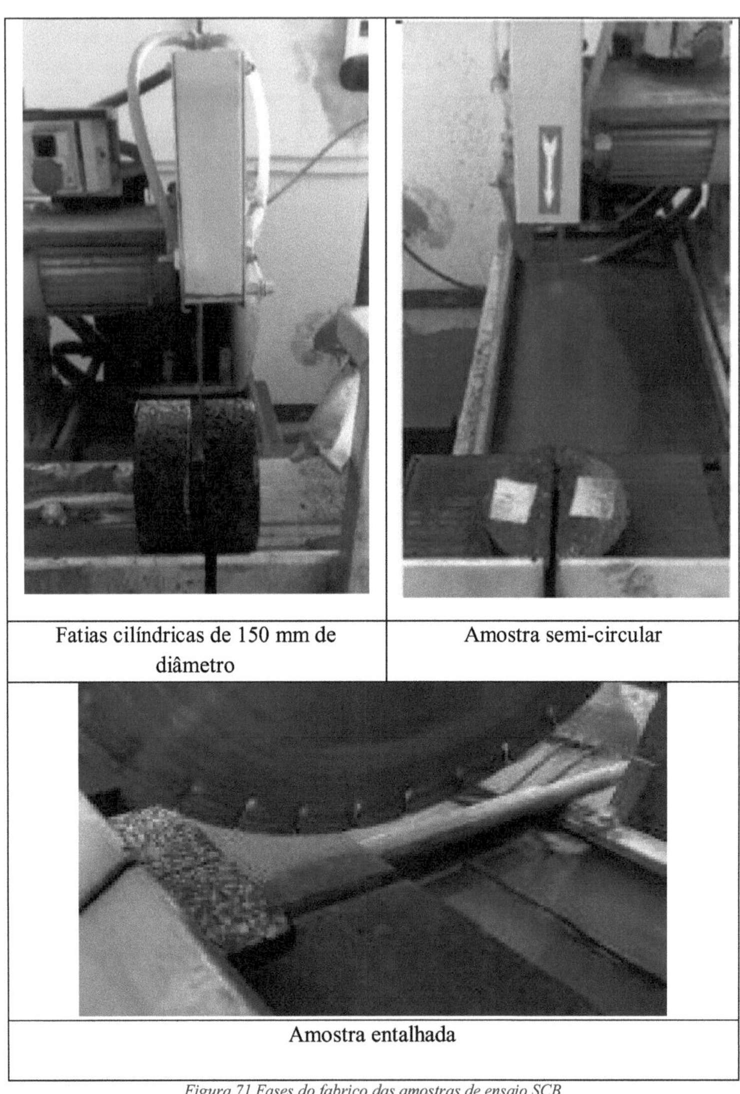

Fatias cilíndricas de 150 mm de diâmetro	Amostra semi-circular

Amostra entalhada

Figura 71 Fases do fabrico das amostras de ensaio SCB

As amostras foram então submetidas a um tratamento de desgaseificação com saturação de água, utilizando o seguinte procedimento: Durante aproximadamente 1 hora ± 5 minutos, os provetes foram expostos a uma pressão residual de 47 kPa ± 5%, utilizando uma bomba de vácuo. Em seguida, introduziu-se água até à imersão completa das amostras, mantendo a pressão residual de 47 kPa ± 5%. Os provetes foram mantidos imersos durante 2 horas à mesma pressão e, por fim, foram guardados em sacos de plástico para preservar o seu teor de água.

Durante o ensaio, a deformação evoluiu a uma taxa de carga constante de 1,27 mm/min. No entanto, é importante notar que a energia de fratura mostrou um comportamento consistente numa gama de taxas de carga de 1mm/min a 5mm/min, e os testes demonstraram uma elevada repetibilidade com um baixo coeficiente de variação (COV) [68].

Simultaneamente, a carga associada aumenta até atingir um valor máximo (Pmax), e a curva carga-deslocamento revela quatro segmentos principais: a zona de rigidez, a zona de resistência, a zona de tenacidade e a zona de amolecimento, como mostra a Figura. 72. O trabalho cumulativo realizado nestas zonas contribui para a energia de fratura [69,70] . É essencial especificar que este estudo não se concentra no cálculo da energia de fratura; em vez disso, avalia a resistência à fratura de misturas asfálticas para a geometria SCB utilizando a tenacidade à fratura ($\boldsymbol{K_{Ic}}$) como parâmetro principal do ensaio de fratura.

A resistência à fratura representa o valor máximo mais elevado do fator de intensidade de tensão quando ocorre a fissuração [71] . A aplicação do fator de intensidade de tensões (SIF) ao betão betuminoso tem origem no trabalho pioneiro de Lim et al. (1993)[72]. A investigação subsequente de Abu et al. (2014)[36] explorou e validou a sua adequação a materiais asfálticos heterogéneos. O fator de intensidade de tensão está agora incorporado nas normas actuais para os ensaios SCB, como mostra a norma EN 12697-44:2019[73].

A tenacidade à fratura em modo I ($\boldsymbol{K_{Ic}}$) foi calculada com base no trabalho de Lim et al. (1993)[35] e nas normas EN 12697-44: 2019[73]:

$$\boldsymbol{\sigma_{max}} = \frac{P_{max}}{2r \times t}\ \mathrm{N/mm^2}$$ *Equação 20Tensão máxima*

$$\boldsymbol{K_{Ic}} = \sigma_{max}.Y_1.\sqrt{\pi a}\ {}^{N}/_{mm^{3/2}}$$ *Equação 21tenacidade à fratura*

$$\boldsymbol{Y_1} = 4.782 - 1.219\left(\frac{a}{r}\right) + 0.063\exp\left(7.045\left(\frac{a}{r}\right)\right)$$ *Equação 22fator de intensidade de tensão normalizado*

Onde

- ✓ $\boldsymbol{\sigma_{max}}$ é a tensão máxima aplicada ;
- ✓ $\boldsymbol{P_{max}}$ é a carga máxima aplicada ;
- ✓ $\boldsymbol{Y_1}$ é o fator de intensidade de tensão normalizado, calculado utilizando a equação (4) para a relação entre o vão e o raio, s/r = 0,8; e todos os parâmetros são descritos nos parágrafos anteriores.

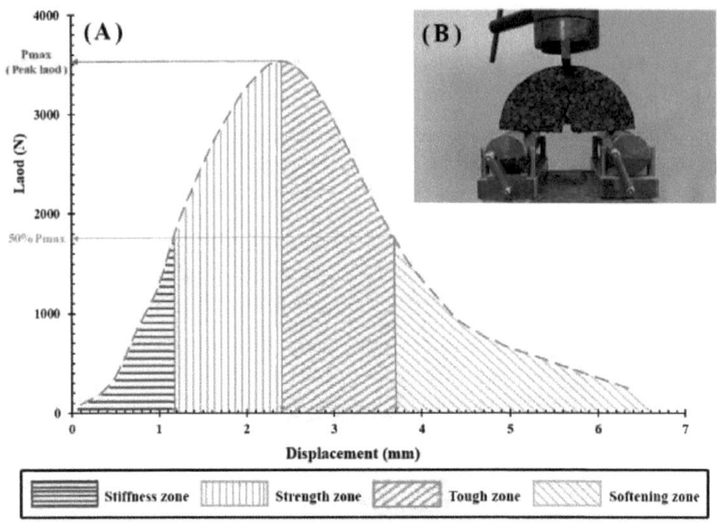

Figura. 72. A) Curva carga-deslocamento representativa obtida para uma das misturas asfálticas ensaiadas, juntamente com outros índices de fratura B) Montagem experimental utilizada para ensaiar provetes semicirculares sob uma carga de flexão de três pontos.

IX.1.5 Ciclos térmicos

A fim de assegurar a coerência e a semelhança entre as condições de campo e as do ensaio, permitindo simultaneamente uma avaliação aprofundada do impacto da saturação de água e das variações de temperatura na resistência das misturas betuminosas à fissuração, optou-se por selecionar valores de temperatura habitualmente observados nos pavimentos marroquinos.

De acordo com o estudo de Lagrini et al (2020) [11]as temperaturas médias em Marrocos variam geralmente entre -5°C e +20°C, com picos de até +40°C. Estas temperaturas extremas foram consideradas como as mais restritivas e foram utilizadas para definir as temperaturas do ciclo térmico.

Para o efeito, as amostras preparadas foram colocadas no interior de uma câmara climática, onde foram sujeitas a variações de temperatura. Cada ciclo teve uma duração total de 13 horas, incluindo 6 horas de manutenção a uma temperatura constante para cada fase, e uma hora de variação de temperatura a uma taxa de 50°C/h (30 minutos de arrefecimento e 30 minutos de aquecimento). A Figura 73 ilustra o controlo da temperatura no interior da câmara térmica e Figura 74 mostra a câmara ambiental utilizada para aplicar os ciclos térmicos. As caraterísticas desta câmara ambiental permitem a programação automática dos ciclos térmicos e a referência desta câmara ambiental é 10-D1429/A(controlos), com uma gama de temperaturas de -25 a 70°C.

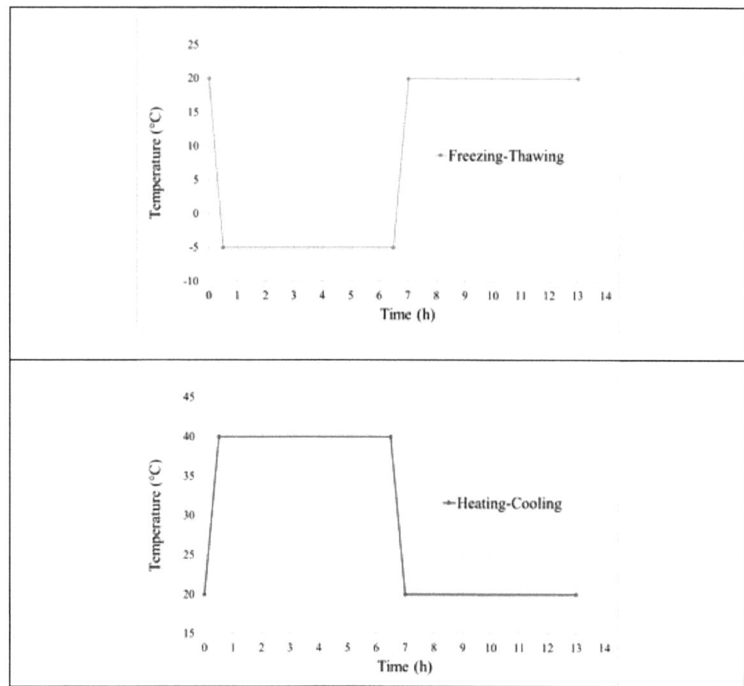

Figura 73 Temperatura de controlo do armário térmico para um ciclo FT E HC.

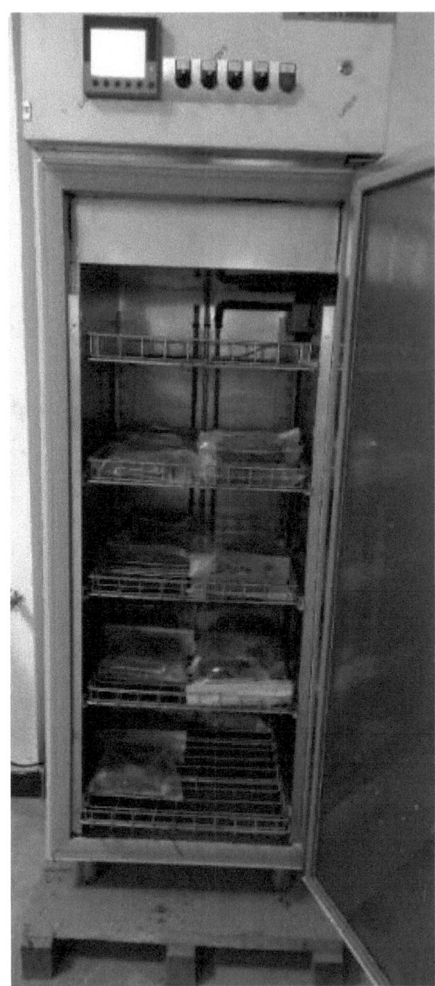

Figura 74Câmara climática

Posteriormente, foram selecionados três métodos de acondicionamento, como se pode ver nas Figuras 75, 76 e 77. O primeiro método envolve a utilização de ciclos de Congelamento-Descongelamento com uma variação de temperatura de 20°C (durante 6 horas) a -5°C (durante 6 horas). O segundo método consiste na utilização de ciclos de Aquecimento-Resfriamento com variações de temperatura de 20°C (durante 6 horas) a 40°C (durante 6 horas). Por fim, o terceiro método consiste na utilização de ciclos de congelação-descongelação seguidos de ciclos de aquecimento-refrigeração (Freeze-Thaw e depois Heating-Cooling), em que as amostras foram submetidas a 60 ciclos térmicos contínuos, variando de -5°C (durante 6 horas) a 20°C (durante 6 horas), seguidos de uma variação de temperatura de 20°C (durante 6 horas) a 40°C (durante 6 horas).

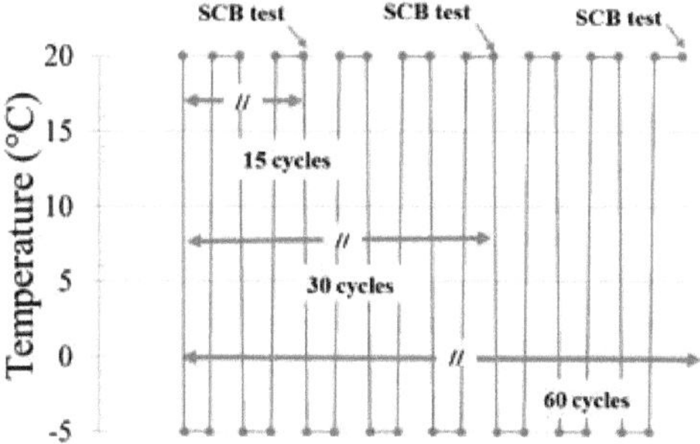

Figura 75Perfis de ciclagem térmica FT impostos a amostras sujeitas ao ensaio SCB

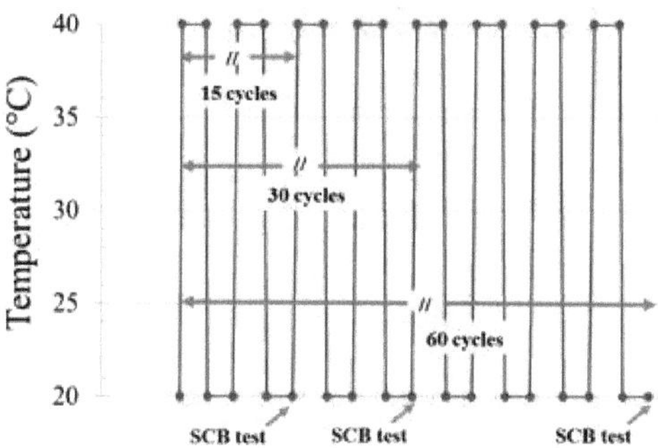

Figura 76Perfis de ciclagem térmica FT-HT impostos a amostras sujeitas ao ensaio SCB

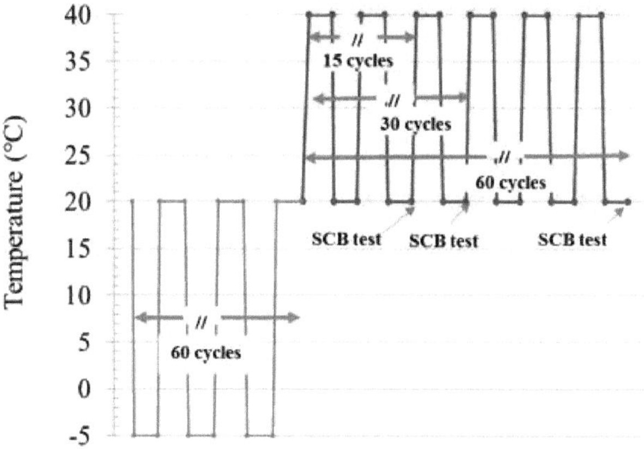

Figura 77Perfis de ciclagem térmica FT-HT impostos a amostras sujeitas ao ensaio SCB

As amostras de SCB foram então testadas após 15, 30 e 60 ciclos, respetivamente, para os ciclos térmicos FT (Freeze-Thaw) e HT (Heating-Cooling), e após 75, 90 e 120 ciclos para o ciclo térmico FT-HT (Freeze-Thaw then Heating-Cooling). Foi testado um total de 160 amostras de SCB. No final de cada sequência de ciclos, quatro amostras de SCB foram fracturadas a uma temperatura de 20°C. A tenacidade foi calculada através da média dos quatro valores registados. É essencial notar que uma série de amostras foi testada no seu estado inicial, sem ter sido submetida a ciclos térmicos. A Figura 78 mostra o diagrama de fluxo do programa experimental estabelecido no âmbito deste estudo.

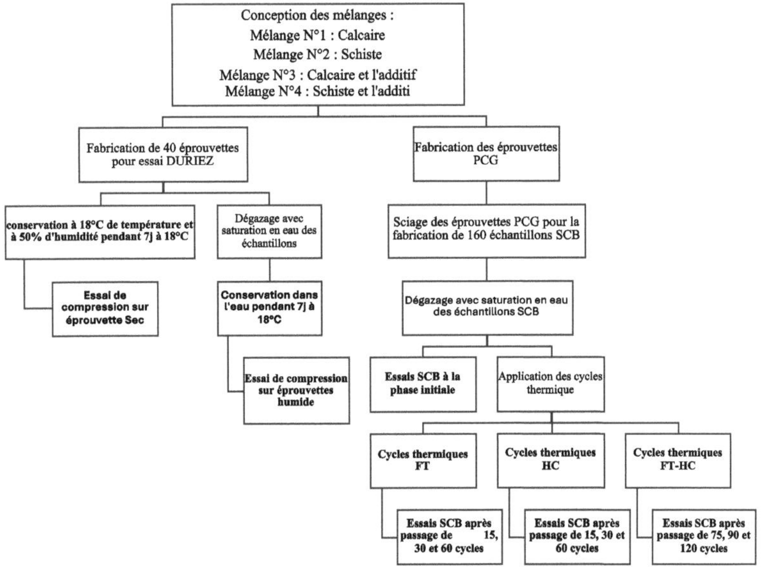

Figura 78Fluxograma do programa experimental para este estudo.

IX.2 Resultados dos ensaios de sensibilidade à água e de resistência à fratura:

IX.2.1 Ensaio de sensibilidade à água para misturas betuminosas :

A Figura 79 apresenta os resultados da resistência à compressão de misturas betuminosas a quente fabricadas com agregados de xisto ou calcário, bem como as que contêm cal hidratada como aditivo, evoluindo em função das condições de armazenamento a seco ou húmido.

Como esperado, a resistência das amostras em condições secas é superior à resistência das amostras húmidas para cada material. Além disso, a adição de cal hidratada aumenta a resistência das amostras em ambos os casos, tanto para o xisto como para o calcário. Esta melhoria na resistência é mais notória no caso do xisto, em que a resistência à compressão aumenta significativamente na presença de cal hidratada.

O calcário tem uma resistência inicial comparativamente mais elevada do que o xisto, e mantém esta superioridade mesmo após a adição de cal hidratada. No entanto, a adição de cal hidratada também melhora a resistência do calcário.

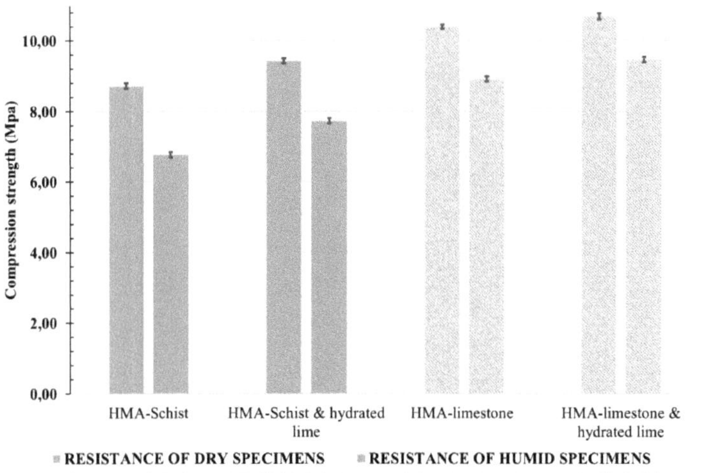

Figura 79Resistência à compressão em condições secas e húmidas.

A Figura 80 apresenta os resultados da avaliação da resistência à água de misturas asfálticas descritas pela relação (i/C) em função da natureza dos agregados de xisto ou calcário, bem como daquelas contendo cal hidratada como aditivo.

Embora todas as amostras tenham valores de (i/C) superiores a 75%. No entanto, a resistência aos danos induzidos pela água aumenta para cada amostra com a adição de cal hidratada.

O calcário e o calcário e a cal hidratada têm inicialmente rácios de resistência mais elevados do que o xisto e o xisto e a cal hidratada. No entanto, embora o rácio de resistência do xisto seja inicialmente mais baixo, a adição de cal hidratada tem um maior impacto na melhoria da resistência, resultando num aumento do rácio. A forte adesão entre o betume e os agregados no caso das misturas modificadas com cal hidratada é a razão para a obtenção de um melhor desempenho [54,74].

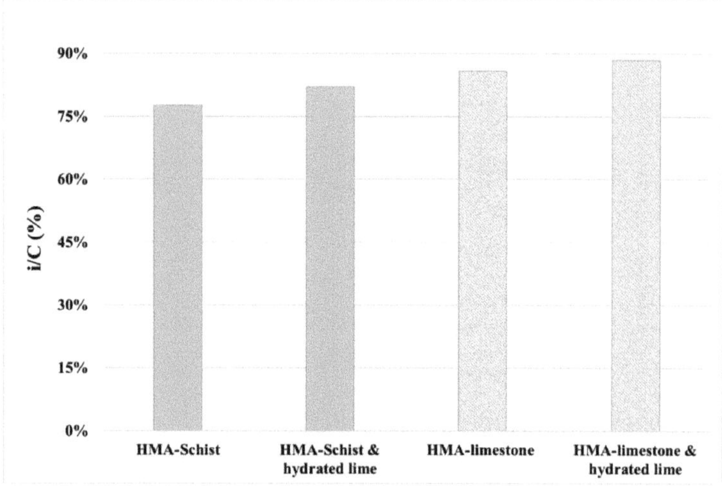

Figura 80Valores do rácio (i/C) para várias amostras de misturas betuminosas

IX.2.2 Impacto do ciclo térmico na resistência à fratura :

A Figura 81 mostra como a tenacidade média à fratura das misturas asfálticas fabricadas com agregados de xisto e calcário, bem como as que contêm cal hidratada como aditivo, varia em função do número de ciclos térmicos (FT) aplicados, variando de -5 a 20°C. Verifica-se que a resistência à fratura diminui com o aumento do número de ciclos, independentemente do tipo de agregado.

Para o asfalto produzido a partir de xisto, a resistência à fratura diminui 20,7% em comparação com o valor inicial após 60 ciclos. Quando se adiciona cal hidratada às misturas asfálticas feitas com agregados de xisto, a resistência à fratura diminui 14,9% após 60 ciclos. Figura 81 (a).

Para o asfalto produzido a partir de calcário, a resistência diminui 13,3% após 60 ciclos, enquanto a adição de cal ao asfalto produzido a partir de agregados de calcário resulta numa diminuição de 11,8% após 60 ciclos. Figura 81 (b).

Para além disso, as misturas betuminosas com o aditivo (cal hidratada) apresentam uma resistência superior às misturas sem aditivo. Esse aumento de resistência varia de 13,7% a 19,6% para as misturas asfálticas feitas com agregados de xisto e de 4,5% a 6,2% para as misturas asfálticas feitas com agregados de calcário, dependendo do número de ciclos térmicos.

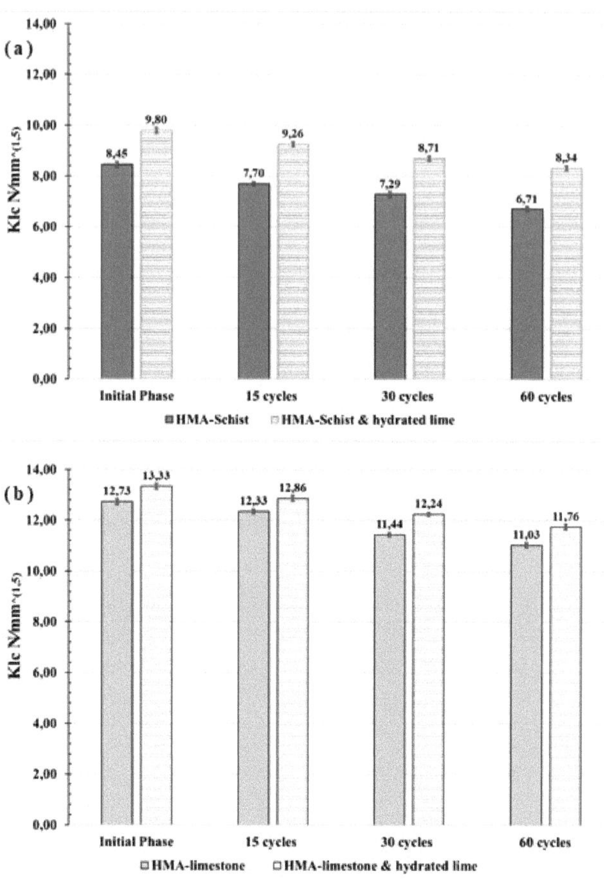

Figura 81Valores de resistência à fratura da mistura de asfalto após a aplicação de um ciclo térmico FT a) Asfalto produzido a partir de xisto b) Asfalto produzido a partir de calcário.

IX.2.3 Impacto dos ciclos térmicos (H.C.) na resistência à fratura :

A Figura 82 mostra como a resistência das misturas asfálticas feitas com agregados de xisto e calcário, bem como as que contêm cal hidratada como aditivo, se altera em função do número de ciclos térmicos (HT) aplicados, variando de 20 a 40°C. Verifica-se que a resistência à fratura diminui com o aumento do número de ciclos, qualquer que seja o tipo de agregado.

Para o asfalto produzido a partir de xisto, a resistência à fratura diminui 25,6% em comparação com o valor inicial após 60 ciclos. Quando se adiciona cal hidratada às misturas asfálticas feitas com agregados de xisto, a resistência à fratura diminui 20,2% após 60 ciclos. Figura 82(a).

Para o asfalto produzido a partir de calcário, a resistência diminui 13,6% após 60 ciclos, enquanto a adição de cal ao asfalto produzido a partir de agregados de calcário resulta numa diminuição de 13% após 60 ciclos. Figura 82 (b).

Para além disso, as misturas betuminosas com o aditivo (cal hidratada) apresentam uma resistência superior às misturas sem aditivo. Este aumento de resistência varia de 13,7% a 19,5% para as misturas asfálticas feitas com agregados de xisto e de 4,5% a 5,2% para as misturas asfálticas feitas com agregados de calcário, consoante o número de ciclos térmicos.

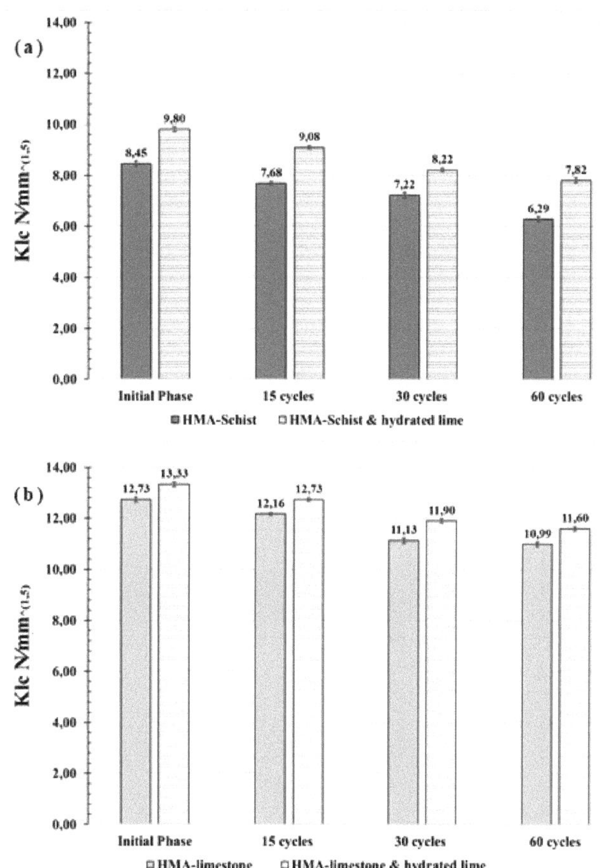

Figura 82Os valores de resistência à fratura da mistura de asfalto após a aplicação de um ciclo térmico HC. a) Asfalto produzido a partir de xisto b) Asfalto produzido a partir de calcário.

IX.2.4 Impacto dos ciclos térmicos (F.T.-H.C.) na resistência à fratura :

A Figura 83 mostra a evolução da resistência das misturas asfálticas fabricadas com agregados de xisto e calcário, bem como as que contêm cal hidratada como aditivo, em função do número de ciclos térmicos (FT-HT) aplicados, variando de 20 a 40°C, após passarem por 60 ciclos de -5 a 20°C continuamente, conforme definido anteriormente. Verifica-se que a tenacidade à fratura diminui à medida que o número de ciclos aumenta, qualquer que seja o tipo de agregado.

Para o asfalto produzido a partir de xisto, a resistência à fratura diminui 37% em comparação com o valor inicial após 120 ciclos. Quando se adiciona cal hidratada às misturas asfálticas feitas com agregados de xisto, a resistência à fratura diminui 29% após 120 ciclos.

Para o asfalto produzido a partir de calcário, a resistência diminui 24,5% após 120 ciclos, enquanto a adição de cal ao asfalto produzido a partir de agregados calcários resulta numa diminuição de 21,3% após 120 ciclos.

Para além disso, as misturas betuminosas com o aditivo (cal hidratada) apresentam uma resistência superior às misturas sem aditivo. Esse aumento de resistência varia de 15,9% a 30,6% para as misturas asfálticas feitas com agregados de xisto e de 4,7% a 9,2% para as misturas asfálticas feitas com agregados de calcário, dependendo do número de ciclos térmicos.

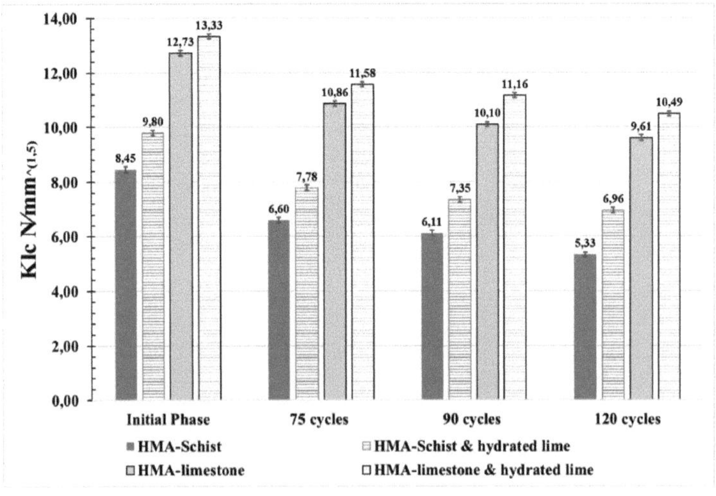

Figura 83Os valores de resistência à fratura da mistura de asfalto após a aplicação de um ciclo térmico HC.

IX.3 Resumo Análise comparativa da resistência à fratura para vários ciclos térmicos:

Ao examinar os dados de resistência à fratura para diferentes condições de ciclos térmicos (FT, HT, FT-HT), é evidente que a resistência do asfalto diminui à medida que o número de ciclos térmicos aumenta. Esta tendência sugere uma diminuição da capacidade das misturas de asfalto para suportar variações térmicas repetidas.

Os ciclos de congelamento e descongelamento impõem um aumento da tensão nas amostras, levando a uma redução da sua resistência à fratura. Além disso, durante a fase de descongelação, as partículas de água migram para a interface entre o ligante e os agregados, enfraquecendo a coesão desta interface. [55]Além disso, outros estudos salientaram a formação de microfissuras no ligante devido à tendência da matriz asfáltica para se contrair mais do que os agregados [55,75,76]Esta contração diferencial entre a matriz de asfalto e os agregados contribui para uma redução da resistência à rutura do asfalto.

O impacto dos ciclos de aquecimento e arrefecimento (HC) resulta numa redução da adesão entre os agregados e o ligante, o que aumenta a suscetibilidade das misturas betuminosas à deformação, explicando assim a redução da resistência à rutura.

Para além disso, os ciclos de alta temperatura (HT de 20 a 40°C) têm um efeito mais adverso na resistência do asfalto do que os ciclos de baixa temperatura (FT de -5 a 20°C). Esta diferença deve-se às propriedades viscoelásticas do ligante e da interface entre o ligante e os agregados, que reagem significativamente às variações de temperatura. A temperaturas mais elevadas, o ligante adopta um comportamento viscoso, enquanto a temperaturas mais baixas se torna predominantemente elástico (ou quebradiço). Isto resulta numa maior resistência à fratura e, consequentemente, é necessária mais energia para quebrar o ligante. [51,55,77] .

Quando os ciclos FT e HT são combinados (FT-HT), as misturas asfálticas sofrem danos acrescidos, resultantes da formação de microfissuras no ligante após os ciclos FT e da perda de aderência entre o ligante e o agregado durante os ciclos HT.

Por exemplo, para as misturas de asfalto feitas de xisto, a redução da resistência à fratura é geralmente mais pronunciada do que para as feitas de calcário. Isto significa que o asfalto de mistura quente à base de xisto é menos resistente aos ciclos térmicos.

No entanto, as misturas betuminosas que contêm cal como aditivo apresentam geralmente uma resistência superior às misturas sem aditivo. Para as misturas à base de xisto, esta melhoria situa-se geralmente entre 13,3% e 30,6%, enquanto que para as misturas à base de calcário, varia entre 4,5% e 9,2%. É de notar que este aumento de resistência é mais pronunciado para as misturas à base de xisto do que para as misturas à base de calcário.

A incorporação de cal hidratada como aditivo no asfalto resulta em várias melhorias significativas no seu desempenho. Em primeiro lugar, promove a precipitação de iões de cálcio na superfície dos agregados, o que melhora a adesão do asfalto ao betume.[78].

Além disso, a cal hidratada reduz a tendência do asfalto para se deformar a altas temperaturas, em especial nas primeiras fases de utilização, quando é mais suscetível de sofrer danos por sulcos. Esta melhoria é conseguida através do reforço da película de asfalto pela incorporação de cal hidratada. A cal também reforça a ligação entre o asfalto e os agregados no asfalto misturado a quente (HMA), tornando-o menos suscetível aos efeitos nocivos da humidade. Esta colaboração tem um efeito considerável no aumento da resistência do asfalto misturado a quente à formação de sulcos. Quando o asfalto envelhece devido à oxidação, a cal hidratada tem um duplo efeito benéfico. Em primeiro lugar, retarda o processo de oxidação e, em segundo lugar, reduz os danos causados pelos subprodutos da oxidação. Como resultado, o asfalto mantém a sua flexibilidade, evitando que se torne excessivamente vulnerável à fissuração, seja devido à fadiga ou a condições de baixa temperatura. O efeito de enchimento da cal hidratada dispersa no asfalto actua sinergicamente para melhorar a resistência à fratura e aumentar ainda mais a resistência do asfalto à fissuração [74].

X. Conclusões e recomendações :

Em conclusão, este estudo evidenciou a utilidade da tomografia de resistividade eléctrica (TRE) na avaliação do estado dos pavimentos betuminosos em Marrocos. Estabelecemos uma correlação direta entre a resistividade eléctrica do solo e a fissuração da camada de desgaste do asfalto, tendo em conta os períodos de medição antes e durante o inverno. Ao combinarmos a ERT com a inspeção visual e a sondagem, aumentámos a nossa compreensão dos factores que contribuem para a degradação do pavimento, facilitando a manutenção e a reparação orientadas.

As campanhas de tomografia de resistividade eléctrica realizadas em diferentes momentos em troços de estrada permitem uma avaliação e monitorização não destrutivas, possibilitando a deteção precoce de zonas vulneráveis e promovendo uma manutenção proactiva. Isto reduz os custos e melhora a durabilidade dos pavimentos, contribuindo assim para a segurança dos utentes da estrada.

É importante notar que, embora o ERT seja uma ferramenta útil, precisa de ser complementado por outros métodos de levantamento geofísico, como o radar de penetração no solo (GPR), para uma avaliação completa das interfaces dos componentes do pavimento.

Relativamente ao estudo sobre o impacto da ciclagem térmica e da adição de cal hidratada nas misturas asfálticas, foram retiradas várias conclusões importantes. Em primeiro lugar, todas as amostras cumpriram as especificações de resistência à água, mas a adição de cal hidratada aumentou a resistência aos danos causados pela água, em particular nas amostras à base de xisto. Além disso, os ciclos térmicos demonstraram claramente a sua influência na resistência à fratura das misturas asfálticas, sublinhando a importância de ter em conta estes condicionalismos na conceção e manutenção dos pavimentos, especialmente num clima tão variado como o de Marrocos. Finalmente, os resultados indicam que as misturas asfálticas à base de xisto são mais vulneráveis aos ciclos térmicos do que as misturas à base de calcário, mas a adição de cal hidratada foi benéfica para ambos os tipos de asfalto.

No entanto, salientamos a importância de explorar outros materiais e aditivos inovadores que possam melhorar ainda mais a durabilidade e a resistência aos danos das misturas betuminosas, tendo em conta as condições climáticas locais específicas.

Em resumo, este estudo realça a importância da escolha dos materiais, da adição de aditivos como a cal hidratada e da consideração das condições climáticas locais na conceção e construção de pavimentos duráveis. Estes resultados fornecem informações valiosas aos engenheiros e profissionais da construção de estradas para melhorar a resistência e a durabilidade dos pavimentos em diferentes condições climatéricas.

Referências :

[1] Mehdi MA, Cherradi T, Bouyahyaoui A, El Karkouri S, Qachar A. Evolução da deterioração de um pavimento flexível, analisando os resultados das inspecções rodoviárias. Materials Today: Proceedings 2022;58:1222-8. https://doi.org/10.1016/j.matpr.2022.01.452.

[2] Barillot J, Cabanes H, Carillo P. Manual de estradas e seus pavimentos obras públicas 2018.

[3] NM EN 1426. Betumes e ligantes betuminosos - Determinação da penetração da agulha 2019.

[4] NM EN 1427. Betumes e ligantes betuminosos - Determinação do ponto de amolecimento - Método do anel e da esfera 2019.

[5] Ministério das Obras Públicas de Marrocos. Diretiva relativa aos materiais asfálticos misturados a quente, n.d.

[6] NF P 98-086. Projeto estrutural de pavimentos rodoviários Aplicação a pavimentos novos 2011.

[7] H. Di Benedetto, J.-F. Corté. Materiais betuminosos rodoviários 2: composição e propriedades termomecânicas das misturas. Lavoisier 2004.

[8] Direção-Geral de Metrologia. Relatório climático de Marrocos 2023.

[9] Rhanem M. L'alfa (Stipa tenacissima L.) dans la plaine de Midelt (haut bassin versant de la Moulouya, Maroc) - Éléments de climatologie. physio-geo 2009:1-20. https://doi.org/10.4000/physio-geo.696.

[10] Direção-Geral de Metrologia. Relatório climático de Marrocos de 2007.

[11] Lagrini K, Ghafiri A, Ouali A, Elrhaz K, Feddoul R, Elmoutaki S. Aplicação do sistema de informação geográfica (SIG) para o desenvolvimento de mapas de vulnerabilidade climatológica da temperatura do ar: um exemplo de Marrocos. Meteorological Applications 2020;27. https://doi.org/10.1002/met.1871.

[12] Ionesco T, Mathez J, Rouge JF, ill. Climatology, bioclimatology and phytogeography of Morocco 1966.

[13] NF P 98-086. Projeto estrutural de pavimentos rodoviários Aplicação a novos pavimentos 2019.

[14] Sarroukh M, Lahlou K, Farah M, Mequedade N, Mamoune MBE. Calcul de la température équivalente selon le climat marocain et son effet sur le dimensionnement des chaussées 2020;38.

[15] LCPC 2007. Manual LPC d'aide à la formulation des enrobés 2007.

[16] EN 12697-31. Misturas betuminosas - Métodos de ensaio - Parte 31: preparação de provetes por compactador giratório 2018.

[17] NM EN 12697-12. Misturas betuminosas - Métodos de ensaio - Parte 12: determinação da sensibilidade à água de provetes betuminosos 2018.

[18] NM ISO 2592. Petróleo e produtos afins - Determinação dos pontos de inflamação e de fogo - Método do copo aberto de Cleveland 2017.

[19] CEREMA. Diagnóstico e projeto de reforços de pavimentos,. 2016.
[Manual para o reforço de pavimentos revestidos, n.d.

[21] FISSAA Smail. Utilização do GPR (Ground Penetrating Radar) em aplicações rodoviárias n.d.

[22] Samouëlian A, Cousin I, Tabbagh A, Bruand A, Richard G. Electrical resistivity survey in soil science: a review. Soil and Tillage Research 2005;83:173-93. https://doi.org/10.1016/j.still.2004.10.004.

[23] LCPC. Le catalogue des dégradations de surface des chaussées. 1998.

[24] KHAWAJA H, AHMAD T. Revisão dos desenvolvimentos de fissuras a baixa temperatura (LTC) em pavimentos asfálticos. IJM 2018;12. https://doi.org/10.21152/1750-9548.12.2.169.

[25] Les pathologies de voirie. tp.demain n.d. https://tpdemain.com/module/les-pathologies-de-voirie/ (acedido em 14 de março de 2024).

[26] Wagoner M, Buttlar W, Paulino G. Development of a Single-Edge Notched Beam Test for Asphalt Concrete Mixtures (Desenvolvimento de um ensaio de viga entalhada de extremidade única para misturas de betão asfáltico). Journal of Testing and Evaluation 2005;33:452-60. https://doi.org/10.1520/JTE12579.
[27] Al-Qadi IL, Scarpas T, Loizos A. Pavement Cracking: Mechanisms, Modeling, Detection, Testing and Case Histories. CRC Press; 2008.
[28] Lu DX, Bui HH, Saleh M. Efeitos do tamanho da amostra e das condições de carga no comportamento de fratura de concretos asfálticos no teste SCB. Mecânica de Fratura de Engenharia 2021;242:107452. https://doi.org/10.1016/j.engfracmech.2020.107452.
[29] Badeli S, Carter A, Doré G. Effect of laboratory compaction on the viscoelastic characteristics of an asphalt mix before and after rapid freeze-thaw cycles. Cold Regions Science and Technology 2018;146:98-109. https://doi.org/10.1016/j.coldregions.2017.12.001.
[30] Caro S, Masad E, Bhasin A, Little DN. Suscetibilidade à humidade de misturas de asfalto, Parte 1: mecanismos. International Journal of Pavement Engineering 2008;9:81-98. https://doi.org/10.1080/10298430701792128.
[31] Orlando L, Cardarelli E, Cercato M, De Donno G, Di Giambattista L. Ensaios de pavimentos por métodos geofísicos integrados: viabilidade, resolução e potencial de diagnóstico. Journal of Applied Geophysics 2017;136:462-73. https://doi.org/10.1016/j.jappgeo.2016.11.024.
[32] Alsharahi G, Filali Bouami M, Faize A, Louzazni M, Khamlichi A, Atounti M. Contribuição da análise e deteção dos riscos que surgem nas estradas utilizando o método GPR: Um estudo de caso em Marrocos. Ain Shams Engineering Journal 2021;12:1435-50. https://doi.org/10.1016/j.asej.2020.10.014.
[33] Chambers et al - 2014 - 4D electrical resistivity tomography monitoring of.pdf n.d.
[34] Haryati A, Alicia D. Caracterização Geofísica da Subsuperfície de Estradas. InCIEC 2014 2014. https://doi.org/10.1007/978-981-287-290-6_41.
[35] Neyamadpour A. Deteção da profundidade de fissuração subsuperficial utilizando a tomografia de resistividade eléctrica: um estudo de caso em Masjed-Soleiman, Irão. Construção e Materiais de Construção 2018;191:1103-8. https://doi.org/10.1016/j.conbuildmat.2018.10.027.
[36] Jackson PD, Northmore KJ, Meldrum PI, Gunn DA, Hallam JR, Wambura J, et al. Non-invasive moisture monitoring within an earth embankment - a precursor to failure. NDT & E International 2002;35:107-15. https://doi.org/10.1016/S0963-8695(01)00030-5.
[37] Rasul H, Zou L, Olofsson B. Monitoramento do teor de umidade e salinidade em uma estrutura rodoviária operacional por tomografia de resistividade elétrica: Monitoramento do teor de umidade e salinidade. Near Surface Geophysics 2018;16:423-44. https://doi.org/10.1002/nsg.12002.
[38] Diallo MC, Cheng LZ, Rosa E, Gunther C, Chouteau M. Interpretação integrada de dados GPR e ERT para identificação de rocha em Cléricy, Québec, Canadá. Engineering Geology 2019;248:230-41. https://doi.org/10.1016/j.enggeo.2018.09.011.
[39] Nobahar M, Salunke R, Alzeghoul OE, Khan MS, Amini F. Mapeamento de falhas de taludes em aterros de rodovias usando imagens de resistividade elétrica (ERI), veículo aéreo não tripulado (UAV) e modelagem numérica do método de elementos finitos (FEM) para análise forense. Transportation Geotechnics 2023;40:100949. https://doi.org/10.1016/j.trgeo.2023.100949.
[40] Mojica A, Pérez T, Toral J, Miranda R, Franceschi P, Calderón C, et al. Imagem de resistividade eléctrica superficial da falha de Limón, Bacia Hidrográfica do Rio Chagres, Canal do Panamá. Journal of Applied Geophysics 2017;138:135-42. https://doi.org/10.1016/j.jappgeo.2017.01.010.
[41] Abidin MHZ, Saad R, Ahmad F, Wijeyesekera DC, Baharuddin MFT. Aplicação de métodos geofísicos em engenharia civil 2011.
[42] Shevnin V, Mousatov A, Ryjov A, Delgado-Rodriquez O. Estimation of clay content in soil based on resistivity modelling and laboratory measurements. Geophysical Prospecting 2007;55:265-75. https://doi.org/10.1111/j.1365-2478.2007.00599.x.

[43] Brunet P, Clément R, Bouvier C. Monitoring soil water content and deficit using Electrical Resistivity Tomography (ERT) - A case study in the Cevennes area, France. Journal of Hydrology 2010;380:146-53. https://doi.org/10.1016/j.jhydrol.2009.10.032.

[44] Cassiani G, Godio A, Stocco S, Villa A, Deiana R, Frattini P, et al. Monitoring the hydrologic behaviour of a mountain slope via time-lapse electrical resistivity tomography. Near Surface Geophysics 2009;7:475-86. https://doi.org/10.3997/1873-0604.2009013.

[45] Edwards LS. UMA PSEUDOSECÇÃO MODIFICADA PARA RESISTIVIDADE E IP. GEOPHYSICS 1977;42:1020–36. https://doi.org/10.1190/1.1440762.

[46] Ducut JD, Alipio M, Go PJ, Concepcion Ii R, Vicerra RR, Bandala A, et al. A Review of Electrical Resistivity Tomography Applications in Underground Imaging and Object Detection. Displays 2022;73:102208. https://doi.org/10.1016/j.displa.2022.102208.

[47] Chambers JE, Gunn DA, Wilkinson PB, Meldrum PI, Haslam E, Holyoake S, et al. Monitorização por tomografia de resistividade eléctrica 4D da dinâmica da humidade do solo num aterro ferroviário operacional. Near Surface Geophysics 2014;12:61-72. https://doi.org/10.3997/1873-0604.2013002.

[48] Li X-J, Marasteanu MO. Using Semi Circular Bending Test to Evaluate Low Temperature Fracture Resistance for Asphalt Concrete. Exp Mech 2010;50:867-76. https://doi.org/10.1007/s11340-009-9303-0.

[49] Dehnad MH, Khodaii A, Moghadas Nejad F. Moisture sensitivity of asphalt mixtures under different load frequencies and temperatures (Sensibilidade à humidade de misturas de asfalto sob diferentes frequências de carga e temperaturas). Construction and Building Materials 2013;48:700-7. https://doi.org/10.1016/j.conbuildmat.2013.07.059.

[50] Aliha MRM, Behbahani H, Fazaeli H, Rezaifar MH. Estudo da especificação caraterística da tenacidade à fratura em modo misto de misturas de asfalto. Construction and Building Materials 2014;54:623-35. https://doi.org/10.1016/j.conbuildmat.2013.12.097.

[51] Aliha MRM, Fazaeli H, Aghajani S, Moghadas Nejad F. Efeito da temperatura e do vazio de ar na resistência à fratura em modo misto de misturas de asfalto modificadas. Construction and Building Materials 2015;95:545-55. https://doi.org/10.1016/j.conbuildmat.2015.07.165.

[52] Abuawad IMA, Al-Qadi IL, Trepanier JS. Mitigação dos danos causados pela humidade no betão asfáltico: Técnicas de ensaio e eficácia dos aditivos/modificadores. Construction and Building Materials 2015;84:437-43. https://doi.org/10.1016/j.conbuildmat.2015.03.001.

[53] Lamothe S, Perraton D, Benedetto HD. Degradação de amostras de asfalto misturado a quente submetidas a ciclos de congelamento-descongelamento e parcialmente saturadas com água ou salmoura. Road Materials and Pavement Design 2017;18:849-64. https://doi.org/10.1080/14680629.2017.1286442.

[54] Ameri M, Vamegh M, Chavoshian Naeni SF, Molayem M. Avaliação da suscetibilidade à humidade de misturas de asfalto contendo Evonik, Zycotherm e cal hidratada. Construção e Materiais de Construção 2018. https://doi.org/10.1016/j.conbuildmat.2017.12.113.

[55] Fakhri M, Ali Siyadati S, Aliha MRM. Impacto dos ciclos de congelação-descongelação nas propriedades de fissuração do modo misto I/II a baixa temperatura do asfalto de mistura quente saturado de água: Um estudo experimental. Construction and Building Materials 2020;261:119939. https://doi.org/10.1016/j.conbuildmat.2020.119939.

[56] Fatemi S, Zarei M, Ziaee SA, Shad R, Amir Saadatjoo S, Tabasi E. Comportamento de fratura a temperaturas baixas e intermédias de asfalto de mistura quente modificado com poli-alfa olefina amorfa (APAO) sujeito a temperaturas constantes e variáveis. Construction and Building Materials 2023;364:129840. https://doi.org/10.1016/j.conbuildmat.2022.129840.

[57] Gupta L, Bellary A. Estudo comparativo sobre o comportamento da mistura de betão betuminoso e do asfalto de mistura quente preparado com cal e zycotherm como aditivo.

Materials Today: Proceedings 2018;5:2074-81. https://doi.org/10.1016/j.matpr.2017.09.203.
[58] NM EN 1097-2. Ensaios das propriedades mecânicas e físicas dos agregados - Parte 2: métodos para a determinação da resistência à fragmentação 2022.
[59] NM EN 1097-1. Ensaios das propriedades mecânicas e físicas dos agregados - Parte 1: determinação da resistência ao desgaste (micro-Deval) 2018.
[60] NM EN 933-3. Ensaios das propriedades geométricas dos agregados - Parte 3: determinação da forma das partículas - Índice de escamação 2018.
[61] NM 10.1.169. Agregados. Determinação da limpeza da superfície. 2020.
[62] NM EN 933-8. Ensaios das propriedades geométricas dos agregados - Parte 8: avaliação dos finos - Ensaio do equivalente em areia 2022.
[63] NM EN 933-1. Ensaios das propriedades geométricas dos agregados - Parte 1: determinação da distribuição granulométrica - Método de peneiração 2017.
[64] NF T66-043-2. Betumes e ligantes betuminosos - Determinação da adesividade passiva dos ligantes betuminosos pelo ensaio de imersão em água - Método do agregado - Parte 2: betumes não modificados e betumes modificados 2016.
[65] EN 1097-6. Ensaios das propriedades mecânicas e físicas dos agregados - Parte 6: determinação da densidade das partículas e da absorção de água 2018.
[66] NM EN 15326. Betumes e ligantes betuminosos - Medição da massa volúmica e da densidade específica - Método do picnómetro com rolha capilar 2017.
[67] NF EN 12697-5. Misturas betuminosas - Métodos de ensaio - Parte 5: determinação da massa volúmica máxima 2018.
[68] Nsengiyumva G, Kim Y-R, You T. Desenvolvimento de um método de ensaio de curva semicircular (SCB) para o ensaio de desempenho de misturas asfálticas de Nebraska 2015.
[69] Zarei M, Salehikalam A, Tabasi E, Naseri A, Worya Khordehbinan M, Negahban M. Resistência à fratura de modo puro I de asfalto de mistura quente (HMA) contendo nano-SiO2 sob danos de congelamento-descongelamento (FTD). Construção e Materiais de Construção 2022;351:128757. https://doi.org/10.1016/j.conbuildmat.2022.128757.
[70] Tabasi E, Zarei M, Naseri A, Gashin Hosseini S, Mirahmadi M, Khordehbinan MW. Comportamento de fissuração a baixa temperatura da mistura de asfalto modificada nos modos I e III. Theoretical and Applied Fracture Mechanics 2023;128:104150. https://doi.org/10.1016/j.tafmec.2023.104150.
[71] Lu DX, Nguyen NHT, Saleh M, Bui HH. Investigações experimentais e numéricas do ensaio de flexão semi-circular não normalizado para misturas de betão asfáltico. International Journal of Pavement Engineering 2021;22:960-72. https://doi.org/10.1080/10298436.2019.1654608.
[72] Lim IL, Johnston IW, Choi SK. Factores de intensidade de tensão para amostras semicirculares sob flexão de três pontos. Engineering Fracture Mechanics 1993;44:363-82. https://doi.org/10.1016/0013-7944(93)90030-V.
[73] EN 12697-44. Misturas betuminosas - Métodos de ensaio - Parte 44: propagação de fendas por ensaio de flexão semi-circular 2019.
[74] Sebaaly, PE, Little, . DN, Epps, JA. The Benefi ts of HYDRATED LIME IN HOT MIX ASPHALT. Associação Nacional da Cal; 2006.
[75] Behnia B, Buttlar WG, Reis H. Efeitos do ciclo de arrefecimento nas caraterísticas de fissuração a baixa temperatura da mistura de betão asfáltico. Mater Struct 2014;47:1359-71. https://doi.org/10.1617/s11527-014-0310-y.
[76] Mehrara A, Khodaii A. A review of state of the art on stripping phenomenon in asphalt concrete. Construction and Building Materials 2013;38:423-42. https://doi.org/10.1016/j.conbuildmat.2012.08.033.
[77] Kim KW, Kweon SJ, Doh YS, Park T-S. Resistência à fratura do betão asfáltico modificado com polímeros a baixas temperaturas. Can J Civ Eng 2003;30:406-13. https://doi.org/10.1139/l02-101.

[78] Lesueur D, Petit J, Ritter H-J. Os mecanismos de modificação da cal hidratada das misturas asfálticas: uma revisão do estado da arte. Road Materials and Pavement Design 2013;14:1-16. https://doi.org/10.1080/14680629.2012.743669.

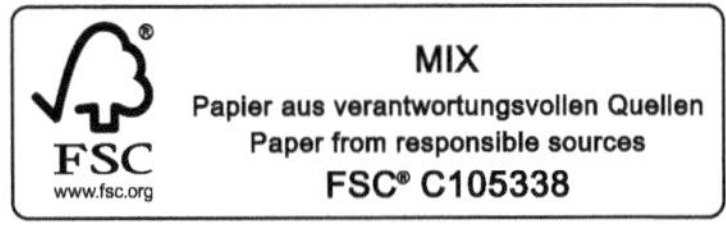

Printed by Books on Demand GmbH, Norderstedt / Germany